JMPによる
医療・医薬系データ分析 第2版
―分散分析・反復測定・傾向スコアを中心に―

内田　治・石野祐三子・平野綾子　著

東京図書

◎JMP に関する問い合わせ窓口

SAS Institute Japan 株式会社　JMP ジャパン事業部

〒106-6111　東京都港区六本木 6-10-1 六本木ヒルズ森タワー 11F

TEL：03-6434-3780（購入等の問い合わせ）

TEL：03-6434-3782（テクニカルサポート）

FAX：03-6434-3781

E-Mail：jmpjapan@jmp.com

URL：http://www.jmp.com/japan/

◎本書では JMP 16 を使用しています。また、使用しているデータは、
東京図書のホームページ（http://www.tokyo-tosho.co.jp/）の本書のページから
ダウンロードすることができます。

JMP による医療・医薬系データ分析　第 2 版
―分散分析・反復測定・傾向スコアを中心に―

はじめに

　研究活動において、実験や調査で収集したデータを統計的方法を使って解析する必要に迫られまることは頻繁にあります。特に、医療、医薬、看護、心理、教育、経営、品質管理の分野では必ず統計的方法によるデータの分析、すなわち、統計解析が要求されています。

　本書は医療・医薬の分野における例題を用いて、実験により得られたデータの解析法と、調査・観察により得られたデータの解析法を解説することをねらいとした書籍です。医療や医薬の分野でよく実施される統計解析は、平均値や中央値を比較することを目的としたものです。このための手法が分散分析と呼ばれる統計的方法です。さらには、予測という目的でも統計解析は使われていて、その場合は回帰分析と呼ばれる手法を用います。以上のことから、本書では分散分析と回帰分析がどのような場面で使われるのかということの紹介に力点を置きました。特に分散分析は、どのようにデータを収集したかによっていくつもの種類があり、その使い分けを理解しなければなりません。しかし、この使い分けは複雑で、初心者のつまずくところでもあります。そこで、最初にできるだけ単純な手法で解析して、次の段階で、最適な手法での解析を説明しています。

　一方、医療分野では人間を対象とした実験になることが多く、このような実験は倫理上許可されないことも多々あります。そのようなときには、観察による調査データの解析を行うことになりますが、これらデータは因果関係の検証には使いにくいという問題が潜んでいます。実験データのような「バランスの取れたきれいな」データのときには、因果関係の検証はしやすいのですが、そうでない場合には、いわゆる「交絡」の問題が生じてしまい、どれが本当の原因が特定できないという事態が生じやすいのです。そこで、交絡の問題に対処する方法のひとつとして、傾向スコアと呼ばれる数値を使った解析方法が提案されており、本書でも取り上げることとしました。

　なお、本書は統計的方法の使い方を紹介することが目的であり、例題に用いたデータは架空の例であるということをご承知おきください。

　本書の特色は、統計ソフトウェア JMP を統計解析のツールとして使っていることです。また、利用している JMP のバージョンは 16 です。

本書の構成は次の通りです。

第1章は、臨床研究の種類とデータの集め方、さらに、実験データの収集に必要な実験計画法について紹介しています。

第2章は、統計解析の最も基本的かつ使用頻度の多い t 検定について、解説しています。t 検定は分散分析の出発点です。

第3章は、実験で取り上げる因子（意図的に変化させる条件）が1つの場合の実験、すなわち、一元配置実験の解析方法を紹介しています。

第4章は、実験で取り上げる因子が2つの場合の実験、すなわち、二元配置実験の解析法を紹介しています。

第5章は乱塊法と分割法という特殊な実験の方法と、その実験により得られたデータの分析方法を紹介しています。

第6章は反復測定データの解析方法の紹介です。反復測定データとは、同一人物に対して、複数回の測定を行ったときに得られるデータのことです。

第7章では共分散分析と呼ばれる手法を紹介しています。この手法は分散分析と回帰分析を合わせた性質を持つ手法です。

第8章は傾向スコアの紹介です。傾向スコアは因果関係の検証を行う際に、交絡する要因の効果を調整するための手法です。

最後に、SAS Institute Japan 株式会社 JMP ジャパン事業部の竹中京子様には、JMP の操作方法に関するご助言をいただきました。ここに御礼を申し上げる次第です。また、本書の企画から完成まで、東京図書株式会社編集部の松井誠様には多大なご尽力をいただきました。ここに記して感謝の意を表します。

2021 年 10 月

内田　　治

石野祐三子

平野　綾子

目　次

装幀◆高橋　敦（LONGSCALE）

第 **1** 章

データの集め方

この章ではデータの収集方法について解説します。臨床研究は
介入研究と観察研究に大別され、介入研究は実験的であり、観
察研究は調査的であると位置づけることができます。介入研究に
よるデータの収集では、実験計画法の知識が必要になりますの
で、その基本的な概念についても解説します。

§1 臨床研究の計画
▶ 研究におけるデータの集め方

1-1 ◉ 介入研究と観察研究

■臨床研究

　人を対象として行われる医学的な研究を**臨床研究**と呼んでいます。疾患の原因の解明、治療方法の評価、患者の生活の質の向上を目的として行われる研究です。発症例の少ない疾患、長時間かけて発症する疾患も対象になります。

　臨床研究には臨床試験と治験も含まれています。**臨床試験**は疾患の治療方法や看護方法、あるいは予防方法などの安全性と有効性を評価することを目的としたもので、実験的研究です。**治験**は「治療を兼ねた試験」のことで、製薬企業などが新薬や医療機器の製造販売の承認を厚生労働省から得るために行うものです。

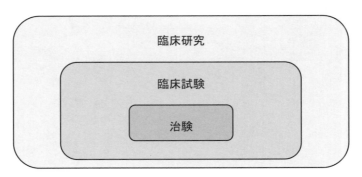

図 1.1　治験のイメージ

■介入研究

　臨床研究は介入研究と観察研究に大別されます。**介入研究**とは、人の健康に影響を与える要因を制御しながら実施する研究のことです。ここで、「制御する」とは意図的に要因を変えるという意味です。たとえば、患者を2つの群（グループ）に分けて、一方の群には新薬を投与し、もう一方のグループには従来薬を投与して、健康状態を群間で比較するというような研究です。なお、この例における従来薬を投与される群、あるいは、何も投与されない群を対照群と呼んでいます。介入研究には対照群のない単一群の研究も含まれます。全員にある薬を投与して、何割の患者が治癒したかを評価するような場合です。介入研究では、実験的にデータを集めるということになります。

■観察研究

　介入を伴わない研究を**観察研究**と呼んでいます。治療方法に関して何も制御せずに、治療効果などの情報を収集するという方法です。観察研究は介入研究に比べると、治療効果の検証や疾患の原因の特定という観点からは、証拠の弱い研究といえます。たとえば、2つの治療法を比較する場合、2つの群の違いは治療法だけという状態が望ましいのですが、そのような2つの群を意図的に作ることは観察研究では不可能だからです。しかし、人の健康を対象とする医療系の研究では、介入が倫理的に許されない状況も多々ありますので、観察研究は広く用いられている研究方法です。介入研究が実験的であるのに対して、観察研究は調査的にデータを集めるということになります。

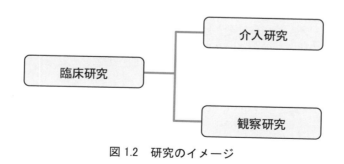

図 1.2　研究のイメージ

1-2 ● 観察研究におけるデータの収集方法

■観察研究の種類

観察研究はデータの集め方により、次の3つの種類に大別されます。

  ① 前向き研究 ② 後向き研究 ③ 横断的研究

いま、腰痛の原因を探索する研究を計画しているとします。この疾患の原因として、運動不足が考えられたとしましょう。運動不足が腰痛の原因であるかどうかを検証するには、対象者が「運動をしているか／していないか」、「腰痛があるか／ないか」のデータを収集し、次に示すような集計表に整理する必要があります。

表 1.1 集計表の例

	腰痛あり	腰痛なし	計
運動をしている	a	b	n_1
運動をしてない	c	d	n_2
計	m_1	m_2	n

表中の a、b、c、d は該当する人数を示しています。この a、b、c、d の値を吟味することで、運動不足が腰痛の原因になっているかどうかを検証します。

たとえば、a と d の人数が多く、b と c の人数が少ないときには、腰痛と運動は関連があることを示唆しています。

（注）運動をしているか／していないかという把握の仕方では大雑把すぎるので、どの程度しているか、どういう運動の仕方なのかというような情報も腰痛原因の探索には必要になるでしょう。しかし、ここでは、そのような議論は抜きにデータの取り方という観点に絞って話を進めます。

集計表のようなデータは、先に示した①、②、③のどの方法によっても収集することができます。

①前向き研究（prospective study）

　運動をしている群 n_1 人と、運動をしていない群 n_2 人の 2 つの群を一定期間観察した後で、各人に腰痛があるかどうかを調べるという研究方法を考えます。

　このような方法は、時間を未来に向けて観察してデータを集める方法なので、**前向き研究**と呼びます。

　前向き研究は、結論を出すまでに時間がかかること、着目している事象（この例では腰痛）が必ず起きるとは限らないので、欲しいデータがそろわない可能性があるという欠点をもっています。

　この研究方法によるデータの収集では、要因となる群の人数 n_1 と n_2 がデータの収集前に決められていることになります。

表 1.2　前向き研究の集計表

	腰痛あり	腰痛なし	計
運動をしている	?	?	n_1
運動をしてない	?	?	n_2
計	?	?	n

（注1）このようなデータの取り方は介入研究でもありえます。n 人を無作為に n_1 人と n_2 人の 2 つの群に分けて、一方の群には運動をしてもらう、もう一方の群には運動をさせないことにして、一定期間観察した後に腰痛があるかどうかを調べるという方法です。このときには、運動の有無という要因を意図的に制御することになるので、介入研究と考えられます。

（注2）前向き研究の例として、コホート研究と呼ばれる方法があります。この方法は研究の対象としている疾病の特定の原因要素を保有している集団と、保有していない集団を一定期間追跡して、原因と疾病発生の関係を調べる研究です。

②後向き研究（retrospective study）

腰痛のある人を m_1 人、腰痛のない人を m_2 人集めます。そして、腰痛のある人、ない人のそれぞれに運動をする習慣があるかないかを調査します。

このように、時間を現在から過去に遡って、運動をする習慣の有無を調べるという研究方法を**後向き研究**と呼びます。

この方法は、注目している結果（この例では腰痛）を有している人を「**症例（case）**」、有していない人を「**対照（control）**」といい、「**症例対照研究（case-control study）**」とも呼ばれます。この研究方法によるデータの収集では、結果となる群の人数 m_1 と m_2 がデータの収集前に決められていることになります。

後向き研究は、前向き研究よりもデータの収集が容易であるという利点がありますが、バイアス（偏り）のあるデータが集まる可能性が大きくなるという欠点もあります。たとえば"腰痛がある人"といった場合、高年齢者が多く集まってしまうというようなバイアスが生まれやすいのです。

これを防ぐために、運動の有無以外は、できるだけ条件が同じ人を選ぶという**マッチング法**が使われることがあります。腰痛ありの群で 40 歳の人を 1 人選んだならば、腰痛なしの群でも 40 歳の人を 1 人選ぶという方法です。このようにすることで、年齢は症例群と対照群で同じにすることができます。

マッチング法により収集したデータは、**マッチドデータ**、あるいは、**対応のあるデータ**と呼ばれます。

表 1.3　後向き研究の集計表

	腰痛あり	腰痛なし	計
運動をしている	?	?	?
運動をしてない	?	?	?
計	m_1	m_2	n

③横断的研究 （cross-sectional study）

　アンケート調査などで、「腰痛がありますか」と「運動をしていますか」という質問を同時に行い、原因系の事象と結果系の事象をある一時点で同時に調べてデータを集める研究を**横断的研究**と呼びます。

　この方法が、最もデータを集めやすいといえますが、相関関係や連関関係と呼ばれる関連性の有無を検証することはできても、因果関係の検証はできないという欠点があります。

　腰痛があるから痛くて運動をしていないのか、運動をしていなから腰痛を起こしやすいのかがわからないということです。あくまでも、2つの事象が関係しているかどうかの傾向を見ることしかできません。したがって、要因の検証という目的には向いていません。

　しかし、要因候補の探索という目的には役立つ研究方法です。この研究方法によるデータの収集では、データの総数 n がデータの収集に先立って決められているだけで、n 以外の値はデータの集計が終わるまで不明です。

表 1.4　横断的研究の集計表

	腰痛あり	腰痛なし	計
運動をしている	？	？	？
運動をしてない	？	？	？
計	？	？	n

§2 実験の計画
▶効率的な実験データの収集方法

2-1 ◉ 実験計画法の基本

■実験計画法とは

実験計画法は次の2つの方法論から成り立っています。

実験データの収集方法
実験データの解析方法

実験データには誤差が伴います。したがって、同じ条件で実験をしたつもりでも、様々な誤差により、実験の結果は変動します。このため、実験で得られたデータの変動を、誤差による変動と、実験条件の違いによる変動とに分解する必要があります。このときに使われる手法が**分散分析**と呼ばれる手法です。

■実験の三原則

イギリスの統計学者 Fisher（フィッシャー）は、実験の際に考慮すべきことがらとして、次の3つの原則を提示しました。

① 反復の原則
② 無作為化の原則
③ 局所管理の原則

①反復の原則

　同じ条件で2回以上の実験を繰り返して実施をしなさいということです。繰り返すことにより、誤差による変動の大きさを評価することが可能になります。1回の実験だけでは、偶然の誤差によって生じた結果なのか、意味のある結果なのかを区別することができません。また、繰り返されたデータの平均値を用いることにより、結果の信頼性が向上します。

②無作為化の原則

　実験条件の割り付けは、無作為に行う必要があるということです。たとえば、ある2つの試薬 A_1 と A_2 があるとき、どちらの試薬の効果が高いかを治験によって評価することを考えた場合、被験者となる患者を無作為に2つに分けて、一方には A_1 の試薬を、残りの患者には A_2 の試薬を投与するということが、条件を無作為に割り付けるということです。このことにより、誤差を偏りのない偶然誤差として扱うことが可能になります。

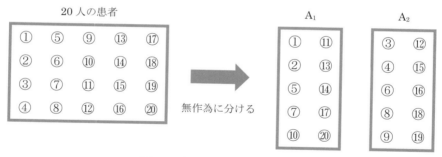

図1.3　無作為割り付けの概念

　無作為化の原則は、実験条件の割り付けだけでなく、実験順序にも適用されます。すなわち、実験は無作為な順序で行う必要があるということです。たとえば、2つの食品の味を比較する実験を計画するとき、被験者全員が同じ順序で2つの食品を評価してしまうと、生じた評価結果の差が食品の違いによるものか、順序の違いにいるものかわからなくなってしまいます。

③局所管理の原則

　実験の精度を向上させるためには、実験の場をできる限り均一に保つ必要があるということです。このためには、実験の場は時間的、空間的に小さな塊（ブロックと呼ぶ）に区切って実験を実施することが望まれます。

■実験計画法の用語

　実験計画法の世界で使われる用語を説明します。

因子　　　：測定値に及ぼす影響を知るために、実験時に意図的に変化させる項目を因子と呼びます。

水準　　　：因子を量的または質的に変えるときの条件（状態）を水準と呼びます。たとえば、温度を因子として実験を行うとき、50℃、60℃という値が水準です。あるいは、薬品の種類を因子として実験を行うならば、種類が水準です。

主効果　　：1つの因子の水準の平均的な効果を主効果と呼びます。

交互作用：1つの因子の水準の効果が、別の因子の水準によって変わるときに、因子間には交互作用があるといい、変わる程度を表す量を交互作用効果と呼びます。

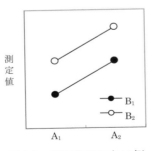
図 1.4　交互作用のない例

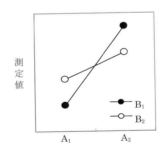
図 1.5　交互作用のある例

　要因効果：主効果と交互作用効果を総称して、要因効果と呼びます。

■要因配置実験

いま、2つの因子 A と B を取り上げる実験を考えます。A の水準数を 3、B の水準数を 4 とすると、以下に示すように、A と B を組み合わせた 12 通りの実験条件が作られます。

表 1.5　実験の配置

	B_1	B_2	B_3	B_4
A_1	(1)	(4)	(7)	(10)
A_2	(2)	(5)	(8)	(11)
A_3	(3)	(6)	(9)	(12)

このとき、因子と水準のすべての組合せについて実験する方法を**要因配置法**と呼びます。

これに対して、実験を効率的に進めるために、組合せの一部についてのみ実験する方法を**一部実施法**といい、一部実施法の計画には直交配列表と呼ばれる表が使われます。一般に、因子の数が多い（4以上）ときには、実験回数が多くなるので、できるだけ少ない実験回数で必要な情報だけを取り出す方法である一部実施法が用いられます。

■完全無作為化法と乱塊法

比較したい n 通りの処理を実験の場全体に無作為に割り付ける、あるいは、無作為な順序で実施する実験方法を**完全無作為化法**といいます。

一方、実験の場をブロックに分けて、ブロックごとに比較したい処理を無作為に割り付け、無作為な順序で実験する方法を**乱塊法**といいます。

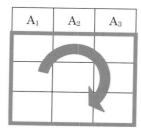

図 1.6　完全無作為化法

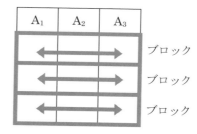

図 1.7　乱塊法

2-2 ◉ 因子の種類

■母数因子と変量因子

　水準の効果に再現性のある因子を**母数因子**と呼び、水準の効果に再現性のない因子を**変量因子**と呼んでいます。たとえば、薬剤の種類といった因子は、水準の効果に再現性があるので母数因子であり、多数の被験者から無作為に選んだ被験者や実験日といった因子は水準の効果に再現性がないので変量因子です。母数因子は**固定因子**とも呼ばれます。

■制御因子と標示因子

　母数因子（固定因子）は、制御因子と標示因子に分けることができます。**制御因子**とは、水準の指定も選択もできる因子で、実験によって最適な水準を見つけることを目的として取り上げる因子のことです。**標示因子**とは、水準の指定はできるが選択することができない因子で、最適な水準を見つけることを目的とするのではなく、他の制御因子との交互作用を見つけることを目的として取り上げる因子です。

　2つの因子AとB（どちらも2水準とする）を取り上げる実験を想定すると、AとBが共に制御因子の場合、A_1B_1、A_1B_2、A_2B_1、A_2B_2の中で、どの条件が最も優れているかを見つけることが解析の目的となります。これに対して、Aが制御因子、Bが標示因子であった場合、B_1とB_2のどちらが優れているかという興味はもたず、B_1のときには、A_1とA_2のどちらが優れているか、B_2のときには、A_1とA_2のどちらが優れているかを見つけることが解析の目的となります。

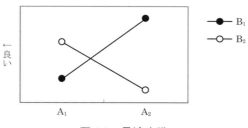

① Aが制御因子、Bも制御因子
　→　A_2B_1 が最適
② Aが制御因子、Bが標示因子
　→　B_1 のときは A_2 が最適
　　　B_2 のときは A_1 が最適

図 1.8　最適水準

第 2 章

2群の比較

この章では統計解析の基本となる 2 つの群（グループ）を比較するための方法を解説します。2 つの群を比較するときの最も基本的な手法は t 検定です。t 検定は実験および調査データを統計的に分析するときの基本でもあるので、その適用場面と実践方法を理解することは、さまざまな統計解析手法を理解する上でも重要なことです。

§1 t 検定による解析
▶ 2つの平均値を比べる

1-1 ◉ 平均値の差の検定

例題 2-1

　血液中の HbA1c（ヘモグロビン・エイワンシー）値は、血糖の状態が反映される数値である。いま、糖尿病に罹患してない健常者20人と、糖尿病患者20人の HbA1c 値を測定した結果が右のデータ表である。

　健常者群（$n_1 = 20$）と糖尿病患者群（$n_2 = 20$）の HbA1c の平均値に差があるといえるかどうか分析せよ。

表 2.1　データ表

健常者		糖尿病患者	
5.4	5.4	6.8	6.8
6.2	5.1	7.1	6.7
5.2	5.0	6.6	6.8
5.1	5.0	6.4	6.1
6.3	5.1	7.7	7.5
5.7	5.9	6.7	7.0
6.4	6.0	6.6	7.2
6.0	6.1	6.8	7.0
6.0	5.6	6.5	7.4
5.5	5.3	7.2	7.6

■解析結果

このデータを分析すると、次のような結果が得られます。

【1】データのグラフ化

原データをドットプロットを用いて視覚化すると、右のようなグラフが得られます。

各群の HbA1c 値のばらつきは同じ程度に見えます。HbA1c 値の平均値は糖尿病患者群のほうが健常者群よりも高くなっています。外れ値（飛び離れた値）は見られません。

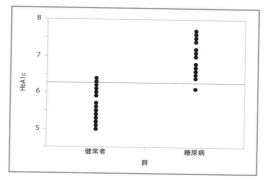

図 2.1　健常者と糖尿病患者の HbA1c のドットプロット

【2】基本統計量

各群の平均値と標準偏差を数値で確認します。

表 2.2　健常者と糖尿病患者の平均値と標準偏差

平均と標準偏差					
水準	数	平均	標準偏差	平均の標準誤差	下側95%	上側95%
健常者	20	5.615	0.4659738	0.1041949	5.3969176	5.8330824
糖尿病	20	6.925	0.4178579	0.0934359	6.7294365	7.1205635

HbA1c 値の平均値は健常者は 5.615、糖尿病患者は 6.925 となっています。この差に意味があるかどうかを明確にすることが解析のねらいであり、そのために t 検定が用いられます。なお、ばらつきの大きさ（標準偏差）は、どちらも同じような値になっています。

【3】等分散性の検定

　2群のばらつきの大きさ（分散）が等しいといえるかどうかを確認するための検定を行います。

表 2.3　等分散性の検定

検定	F値	分子自由度	分母自由度	p値
O'Brien[.5]	0.4428	1	38	0.5098
Brown-Forsythe	0.9939	1	38	0.3251
Levene	0.9727	1	38	0.3303
Bartlett	0.2195	1	.	0.6394
両側F検定	1.2436	19	19	0.6395

　分散が等しいかどうかの検定には、一般に Levene の検定と両側 F 検定が用いられています。この例では Levene の検定の p 値は 0.3303、両側 F 検定の p 値は 0.6395 で、どちらの p 値も有意水準として定めた 0.05 よりも大きいので、いずれの検定を用いても有意ではありません。すなわち、2群の分散に違いがあるとはいえないという結論が得られます。

【4】t 検定
①等分散を仮定する t 検定

表 2.4　t 検定

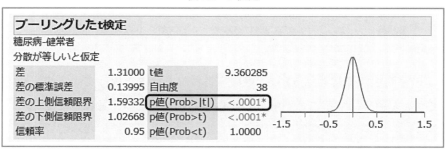

プーリングした t検定			
糖尿病-健常者			
分散が等しいと仮定			
差	1.31000	t値	9.360285
差の標準誤差	0.13995	自由度	38
差の上側信頼限界	1.59332	p値(Prob>|t|)	<.0001*
差の下側信頼限界	1.02668	p値(Prob>t)	<.0001*
信頼率	0.95	p値(Prob<t)	1.0000

t 検定の p 値は < 0.0001 なので、健常者群と糖尿病患者群とでは HbA1c の平均値に有意な差があるといえるという結論が得られます。ここで、「差があるといえる」平均値は母平均 μ のことです。母平均とは、研究の対象としている集団（母集団と呼んでいる）をすべて調べたと仮定したときの測定値の平均のことです。通常は、すべて調べることは不可能ですので、母集団から何人かを抜き取り、その人たち（標本という）の平均値を使って母集団に対して結論を出すことになります。

　なお、健常者群と糖尿病患者群の母平均の差の 95%信頼区間は 1.02668～1.59332 となっています。

②等分散を仮定しない t 検定

　先に示した t 検定は 2 つの群の分散は同じであるという前提のものでした。仮に、2 つの群の分散が異なるときには、等分散を仮定しない t 検定が用いられます。この検方法は Welch の t 検定と呼ばれています。その結果も以下に示しておきます。

表 2.5　Welch の t 検定

Welchの検定			
Welchの分散分析: 分散が異なる場合の平均に対する検定			
F値	分子自由度	分母自由度	p値(Prob>F)
87.6149	1	37.557	<.0001*
t検定			
9.3603			

　Welch の t 検定の p 値は < 0.0001 で、有意であるという結果が得られています。

　等分散を仮定しない Welch の t 検定に対して、等分散を仮定した通常の t 検定は、Student の t 検定と呼ばれています。

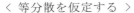

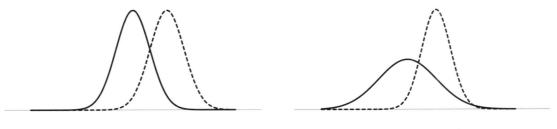

図 2.2　等分散を仮定する t 検定と等分散を仮定しない t 検定

【5】各群の母平均の 95%信頼区間

群ごとの母平均の信頼区間は次のように求められます。

表 2.6　各群の母平均の 95%信頼区間

各水準の平均					
水準	数	平均	標準誤差	下側95%	上側95%
健常者	20	5.61500	0.09896	5.4147	5.8153
糖尿病	20	6.92500	0.09896	6.7247	7.1253
平均の標準誤差および信頼区間は、各グループの誤差分散がすべて等しいと仮定したときのものです					

　HbA1c の母平均の信頼区間は、健常者では 5.4147〜5.8153、糖尿病患者では 6.7247〜7.1253 となっています。なお、標準誤差は 2 つの群の分散が等しいという前提で計算されているので、データの数が等しいときには同じ値になります。標準誤差とは、平均値のばらつきの大きさです。

　JMP では 95%信頼区間をひし形で示したドットプロットと円を作成することができます。

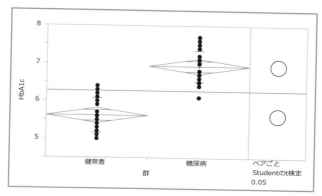

図 2.3　信頼区間を表示した健常者と糖尿病患者の HbA1c のドットプロット

　右の円は 2 つの群の平均値の有意な差があるかどうかを視覚的に判断するのに有効です。2 つの円が離れているときには有意であることを示しています。重なっているときには、重なりの深さで判断しますが、目分量で行うのは難しいので、一方の円をクリックしたときに、2 つの円の色が異なれば有意な差があることがわかります。

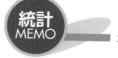

2 つの *t* 検定

　2 つの平均値の差を検定する *t* 検定には、「等分散を仮定する」Student の *t* 検定と、「等分散を仮定しない」Welch の *t* 検定があります。

　2 つの群でデータのばらつきが同じとみなせるならば Student の *t* 検定、ばらつきが同じとみなせないときには Welch の *t* 検定を使うことになるのですが、ばらつきが同じときに Welch の *t* 検定を使うことは誤りではありません。ただし、検出力は落ちる（有意になりにくい）ことになります。

　また、2 つの群のデータの数が同じときには、分散が大きく異ならない（2 倍以内）ならば、Student の *t* 検定も Welch の *t* 検定も同じような結果になります。したがって、検出力という観点だけでなく、手法の選択という観点からも、2 つの群のデータの数は同じにしておくほうが良いのです。

【6】Wilcoxon の検定

t 検定は母集団のデータの分布が正規分布に従うという前提で導かれています。この前提が成立しないと考えられるときには、分布によらない検定であるノンパラメトリック検定と呼ばれる手法を使うことになります。ノンパラメトリック検定は母集団の分布に仮定を置かない検定手法の総称で、ノンパラメトリック検定にはいろいろな手法があります。

t 検定の代わりに使われるノンパラメトリック検定は Wilcoxon の順位和検定です。この検定は Mann-Whitney の検定と同等のもので、どちらの呼称も使われています。t 検定に相当しますが、平均値の違いというよりも中央値の違いを検定していることになります。

この検定は以下のような場面で使うことを推奨します。

- ・正規分布しているとは考えられないとき
- ・外れ値が存在しているとき
- ・順位で得られているとき
- ・5段階評価のような段階評点法で得られた順序尺度のとき

JMP による Wilcoxon の順位和検定結果は次のようになります。

表 2.7　Wilcoxon の順位和検定

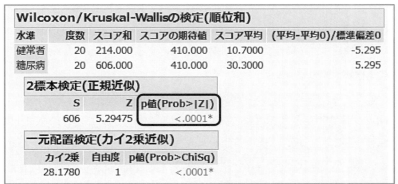

p 値は < 0.0001 となっており、有意であるという結果が得られています。

【JMP の手順】

手順 1 データの入力

次のようにデータを入力します。

手順 2 t 検定の実行

メニューから［ 分析 ］＞［ 二変量の関係 ］を選択します。

［ 二変量の関係 ］ ウィンドウが現れます。

　　　　［ Y, 目的変数 ］ →「 HbA1c 」

　　　　［ X, 説目変数 ］ →「 群 」

と設定して、［ OK ］ をクリックします。

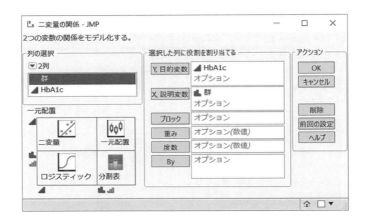

手順 ③　分析オプションの選択

　［ 群による HbA1c の一元配置分析 ］ レポートの出力結果の ▼ をクリックし、

　［ 平均と標準偏差 ］ を選択すると、表 2.2 の結果が得られます。

　［ 等分散性の検定 ］ を選択すると、表 2.3 の結果が得られます。

　［ 平均/ANOVA/プーリングした t 検定 ］ を選択すると、表 2.4、表 2.5、表 2.6 の結果が得られます。

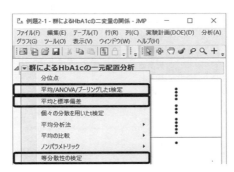

［群による HbA1c の一元配置分析］レポートの出力結果の ▼ をクリックし、
［平均の比較］＞［各ペア, Student の t 検定］を選択すると、図2.3 の結果が得られます。

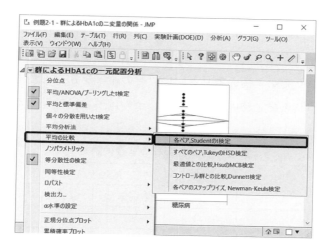

手順 4 ノンパラメトリック検定の選択

［群による HbA1c の一元配置分析］レポートの出力結果の ▼ をクリックし、
［ノンパラメトリック］＞［Wilcoxon 検定］を選択すると、表2.7 の結果が得られます。

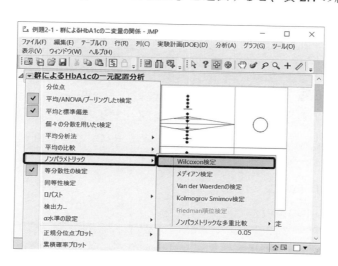

1-2 ◉ t 検定の検出力とサンプルサイズ n

■検定における2種の誤り

　検定では、本当は差がないのに差がある（有意である）と結論してしまう誤りと、本当は差があるのに差がない（有意でない）と結論してしまう誤りがつきまといます。差がないときに差があるとする誤りを**第1種の誤り**といい、その確率を α で表します。一方、差があるのに差がないとする誤りを**第2種の誤り**といい、その確率を β で表します。

表 2.8　検定における2種の誤り

		検定の結果	
		差がある	差がない
真の状態	差がある	○	β
	差がない	α	○

　第1種の誤りを犯す確率 α は有意水準に等しく、検定では 0.05 としています。第2種の誤りを犯す確率 β は計算をして求められます。この計算に際しては、サンプルサイズ n、有意水準 α、どの程度の差を検出したいか（有意とさせたいか）などの要素を決めておく必要があります。なお、$1 - \beta$ を**検出力（検定力）**と呼んでいます。

■サンプルサイズの決定

　実験ではあらかじめ取得するデータの数（サンプルサイズ n）を決めておく必要があります。このためには、どんな統計手法を使うかを決めた後で、以下の4つの要素を決定しなければいけません。
　① 有意水準 α の値
　② 有意にさせたい平均値の差
　③ 検出力 $1 - \beta$
　④ 標準偏差 σ の値

■サンプルサイズの計算結果

いま、$\alpha = 0.05$、有意にさせたい平均値の差を 0.3（HbA1c の値）、検出力 $1 - \beta$ を 0.8、$\sigma = 0.6$ としたときのサンプルサイズを計算すると、次のような結果が得られます。

（注）標準偏差 α の値は過去の実験データや先行研究の値を参考にして決めます。

表 2.9　標本サイズ

```
標本サイズ
┌─ 2平均 ─────────────────────────────
│ 2つの平均が互いに異なることを調べる検定。
│ Alpha              0.05
│ 標準偏差            0.6
│ 追加パラメータ数     0
│
│ 2つの値を与えて第3の値を決定。
│ 1つの値を入力し、他の2つの値のプロットを見る。
│
│ 検出する差          0.3
│ 標本サイズ          128
│ 検出力             0.8
│ 標本サイズは合計の標本サイズ。グループ別ならn/2。
```

標本サイズ $n = 128$ という計算結果が得られます。この結果から、各群のサンプルサイズは 64（$= 128 \div 2$）例ずつ必要だということがわかります。

（注）サンプルサイズの計算に際しては、$\alpha = 0.05$、$\beta = 0.2$（$1 - \beta = 0.8$）とすることが多いようです。$\alpha = 0.05$、$\beta = 0.1$ としたり、$\alpha = \beta = 0.05$ とすることもあります。

【JMP の手順】

手順 1 分析プラットフォームの選択

メニューから［実験計画］＞［計画の診断］＞［標本サイズ/検出力］を選択します。

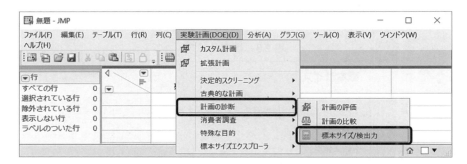

標本サイズと検出力ウィンドウが現われるので、［2標本平均］を選択します。

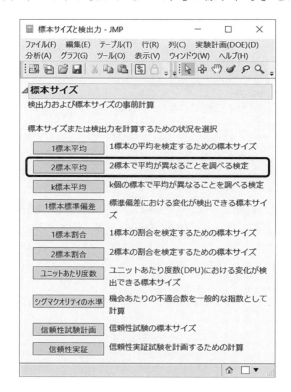

[Alpha]　　→「 0.05 」

[標準偏差]　→「 0.6 」

[検出する差]→「 0.3 」

[検出力]　　→「 0.8 」

と入力して、[続行] をクリックすると、標本サイズが計算されます。

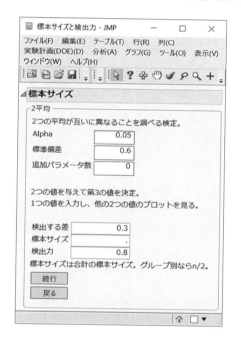

　この例では、$n=128$ という結果が得られ、それを 2 で割り、各群 64 例ずつ集めるとよい
という結論を出しました。 2 つの群を比べるときには、各群のデータ数を同じにしたときが
最も検出力が高くなります。128 例を集めるときには、A群は 100 例、B群は 28 例とする
よりも、A群、B群ともに 64 例ずつにする方が検出力は高いのです。

§2 対応のある t 検定による解析
▶ ペアになるデータの平均値を比べる

2-1 ◉ 介入前後の比較

例題 2-2

　新しく開発された肝臓庇護薬（薬剤 A）の効果を検証することになった。そこで、軽度の肝障害の患者 20 人に薬剤 A を投与し、投与前後の 2 時点における ALT 値を測定した結果が右のデータ表である。

　投与前と投与後では ALT 値に差があるといえるかどうか分析せよ。

表 2.10　データ表

被験者	投与前	投与後
1	65	64
2	58	55
3	58	57
4	62	57
5	56	57
6	57	54
7	53	56
8	59	55
9	59	64
10	53	48
11	57	57
12	54	56
13	63	65
14	57	55
15	61	54
16	71	64
17	57	54
18	67	64
19	58	55
20	53	51

■対応のある *t* 検定

　この例題は、同一被験者についての投与前と投与後の ALT 値を測定しています。このようなデータを対応のあるデータといいます。対応のあるデータについて、平均値を比較するときには、対応のある *t* 検定を使います。

　なお、同一被験者でなくても、何らかの検査項目の数値を親子間で比較するというような場合にも、対応のあるデータになります。組（ペア）が作れるときは、対応のあるデータとなるのです。

■対応のある *t* 検定の解析結果

　このデータを分析すると、右のような結果が得られます。

　グラフの縦軸は投与後－投与前の値を示すものであり、0 の線よりも下側、すなわち、負の側にデータが多く集まっていることから、投与後のほうが投与前よりも値が小さくなっていることがわかります。

　また、*p* 値＝0.0218 < 0.05 なので、有意であり、薬剤 A について、投与前後の ALT 値に差があることがわかります。

　さらに、前後差の平均の 95%信頼区間は－3.3078～－0.2922 となっています。

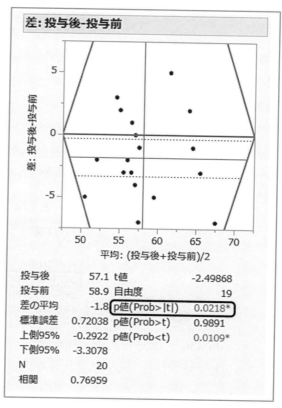

投与後	57.1	t値	-2.49868
投与前	58.9	自由度	19
差の平均	-1.8	p値(Prob>|t|)	0.0218*
標準誤差	0.72038	p値(Prob>t)	0.9891
上側95%	-0.2922	p値(Prob<t)	0.0109*
下側95%	-3.3078		
N	20		
相関	0.76959		

図 2.4　対応のある *t* 検定

■Wilcoxon の符号付順位検定

対応のある t 検定は差のデータの分布が正規分布に従うという前提で導かれています。この前提が成立しないと考えられるときには、分布によらない検定であるノンパラメトリック検定を使うことになります。対応のある t 検定に相当するノンパラメトリック検定は Wilcoxon の符号付順位検定です。

表 2.11 Wilcoxon の符号付順位検定

Wilcoxonの符号付順位検定	
	投与後-投与前
検定統計量S	-60.000
p値(Prob>|S|)	0.0240*
p値(Prob>S)	0.9880
p値(Prob<S)	0.0120*

p 値＝0.0240 ＜ 0.05 なので、有意であるという結論が得られます。

■符号検定

対応のある t 検定に相当するノンパラメトリック検定には Wilcoxon の符号付順位検定のほかに符号検定があります。この検定方法は ALT 値が、投与前＞投与後となる被験者の人数と、投与前＜投与後となる被験者の人数が同じかどうかを見る検定です。

表 2.12 符号検定

符号検定	
	投与後-投与前
検定統計量M	-4.500
p値(Prob ≥ |M|)	0.0636
p値(Prob ≥ M)	0.9904
p値(Prob ≤ M)	0.0318*

p 値＝0.0636 ＞ 0.05 なので、有意でないという結論が得られます。符号検定は Wilcoxon の符号付順位検定に比べて、有意になりにくい検定です。

【JMP の手順】

手順 1 データの入力

次のようにデータを入力します。

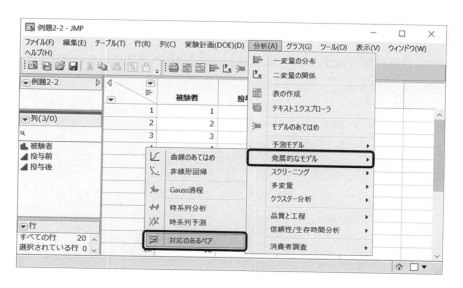

手順 2 対応のある t 検定の実行

メニューから［分析］＞［発展的なモデル］＞［対応のあるペア］を選択します。

［ 対応のあるペア ］ ウィンドウが現れます。

　　　　　［ Y, 対応のある応答 ］ →「 投与前 」「 投与後 」

と設定して、［ OK ］ をクリックします。

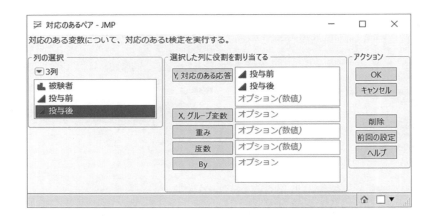

手順 3　分析オプションの選択

　［ 対応のあるペア ］ レポートの出力結果の ▼ をクリックし、

　［ 参照枠 ］ を選択すると、図 2.4 の結果が得られます。

　［ Wilcoxon の符号付順位検定 ］ を選択すると、表 2.11 の結果が得られます。

　［ 符号検定 ］ を選択すると、表 2.12 の結果が得られます。

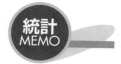

統計 MEMO　符号検定

　符号検定は 1 標本の t 検定、あるいは、対応のある t 検定のノンパラメトリック法として使われています。たとえば、ある治療により体重が減少するかどうかを検証するためのデータがあるとします。

被験者	治療前	治療後	差
1	56	55	−1
2	71	65	−6
3	67	66	−1
4	65	59	−6
5	56	61	＋5
6	61	57	−4
7	66	60	−6
8	79	78	−1
9	66	61	−5
10	67	67	0
11	47	51	＋4
12	66	59	−7
13	63	66	＋3
14	53	50	−3
15	71	70	−1
16	74	73	−1
17	83	81	−2
18	79	70	−9
19	76	77	＋1
20	69	72	＋3

　差とは（治療後－治療前）の値です。治療前と治療後に差がなければ、差の平均は 0 になるであろうと考えるのが、対応のある t 検定です。これに対して、符号検定は、治療前と治療後に差がなければ、差の符号がプラスになる数とマイナスになる数は同じ数（50％ずつ）になるだろうと考えて検定をします。したがって、p 値の計算には二項分布が使われます。なお、0 となる数は解析から除くのが一般的です。符号検定は外れ値の影響を受けないという利点があります。

2-2 ◉ 対照群がある介入前後の比較

　新しく開発された肝臓庇護薬（薬剤 A）の効果を検証したい。そこで、軽度の肝障害の患者 20 人を無作為に 10 人ずつの 2 つの群に分け、一方の群の患者には薬剤 A を投与し、もう一方の群の患者には従来から使われている薬剤 B を投与した。投与前後の 2 時点における ALT 値を測定した結果が以下のデータ表である。

表 2.13　データ表

薬剤 A			薬剤 B		
被験者	投与前	投与後	被験者	投与前	投与後
1	57	51	11	55	51
2	62	48	12	49	43
3	54	49	13	59	57
4	52	47	14	57	59
5	63	53	15	54	52
6	54	41	16	54	53
7	56	47	17	59	57
8	51	49	18	58	58
9	56	51	19	52	44
10	48	46	20	52	52

　薬剤 A の投与群と薬剤 B の投与群では、効果に差があるといえるかどうかを分析せよ。

■2群2時点の比較

例題2−3は2種類の薬剤（介入）について、投与前（介入前）と投与後（介入後）の平均値を比較することになります。先の例題2−2では1種類の薬剤について、投与前後の値の変化を調べたのですが、このような研究方法は効果の検証方法としては弱いもので、投与前後の変化だけではなく、注目している薬剤（ケース群と呼ばれる）のほかに、比較のための薬剤（コントロール群＝対照群と呼ばれる）を用意するほうが、効果の検証方法として望ましいのです。

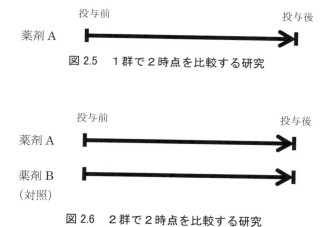

図 2.5　1群で2時点を比較する研究

図 2.6　2群で2時点を比較する研究

対照に設定する薬剤Bは従来から使われていた薬剤を用いる場合と、薬理効果のない偽薬（プラセボ）を用いる場合があります。

この例題は被験者内因子（投与前と投与後）と被験者間因子（薬剤Aと薬剤B）が存在する実験で、**分割実験**とも呼ばれています。このようなデータの分析には分割実験を解析する方法や、共分散分析を用いますが、ここでは、このような解析に先立って行なわれる基本的な層別による解析方法を紹介します。

■投与前の比較

薬剤 A と B の 2 群について、投与前の ALT 値に差があるかどうかを見ることにします。この段階では差がないことが望ましい状態です。

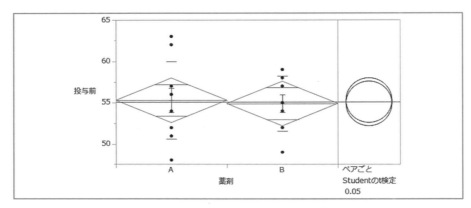

図 2.7　投与前の A 群と B 群のドットプロット

表 2.14　投与前の A 群と B 群の平均値の比較と t 検定

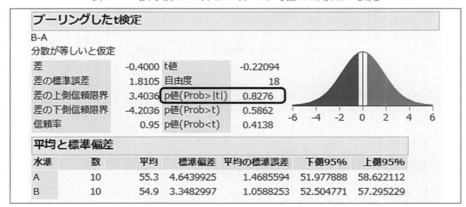

p 値＝0.8276 ＞ 0.05 なので、薬剤 A と B で投与前の ALT 値には差が認められないことがわかります。

■投与後の比較

薬剤 A と B の 2 群について、投与後の ALT 値に差があるかどうかを見ることにします。

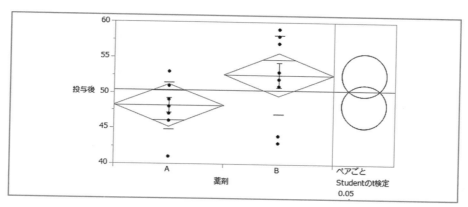

図 2.8　投与後の A 群と B 群のドットプロット

表 2.15　投与後の A 群と B 群の平均値の比較と t 検定

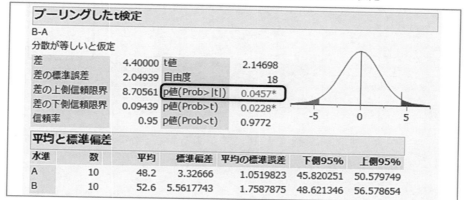

p 値＝0.0457 ＜ 0.05 なので、有意であり、薬剤 A と B で投与後の ALT 値に差があること
がわかります。

■投与前後の変化量の比較

　薬剤 A と B の 2 群について、投与前後の ALT 値の変化量に差があるかどうかを見ることにします。このためには、（投与後－投与前）の計算をしておく必要があります。

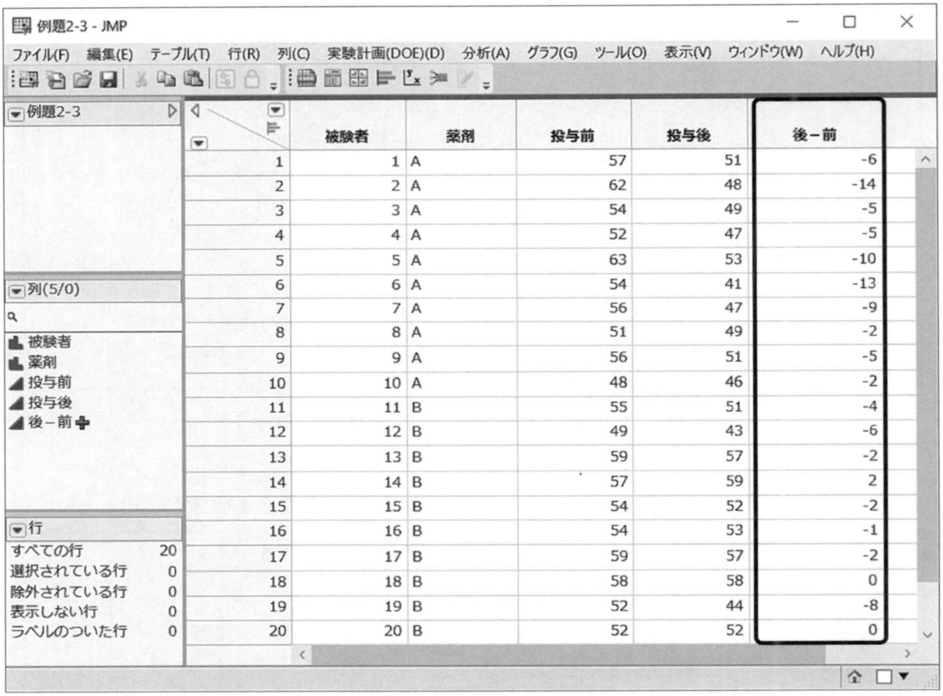

図 2.9　投与前後の変化量

　「 後－前 」をデータとして、薬剤 A と B に差があるかどうかを見ることにします。

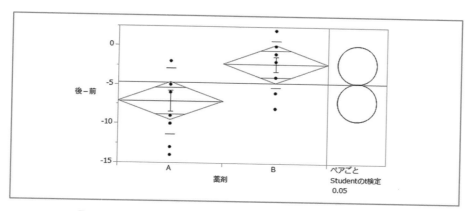

図 2.10　投与前後の変化量の A 群と B 群のドットプロット

表 2.16　投与前後の変化量の A 群と B 群の平均値の比較と *t* 検定

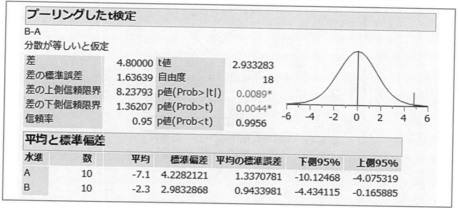

　p 値＝0.0089 ＜ 0.05 なので、有意であり、薬剤 A と B で投与前後の ALT 値の変化量に差があることがわかります。薬剤 A の投与前後の変化量の平均値は−7.1、薬剤 B の変化量の平均値は−2.3 であることから、薬剤 A のほうが効果が有意に大きいことがわかります。

■薬剤 A 群の解析

　薬剤 A について、投与前後で ALT 値に差があるかどうかを解析します。このときは対応のある t 検定を使います。

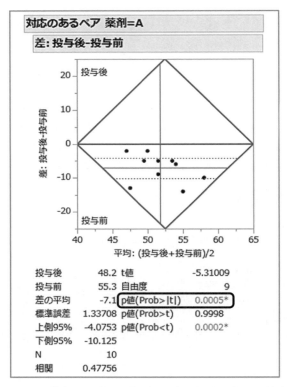

図 2.11　薬剤 A の投与前と投与後の対応のある t 検定

　p 値＝0.0005 ＜ 0.05 なので、有意であり、薬剤 A について、投与前後の ALT 値に差があることがわかります。また、前後差の平均の 95％信頼区間は－10.125～－4.0753 となっています。

■薬剤 B 群の解析

　薬剤 B について、投与前後で ALT 値に差があるかどうかを解析します。このときも薬剤 A のときと同様に対応のある t 検定を使います。

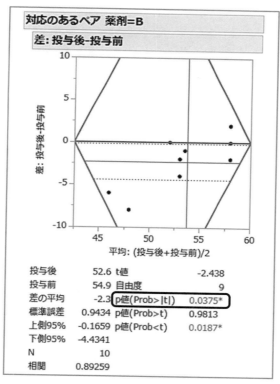

図 2.12　薬剤 B の投与前と投与後の対応のある t 検定

　p 値＝0.0375 < 0.05 なので、有意であり、薬剤 B について、投与前後の ALT 値に差があることがわかります。また、前後差の平均の 95％信頼区間は−4.4341〜−0.1659 となっています。

【JMP の手順】

手順 ① データの入力

次のようにデータを入力します。

手順 ② 変化量の計算

「 投与後 」の右となりの列名をダブルクリックします。

挿入された「 列5 」を選択し、メニューから ［ 列 ］＞［ 列情報 ］を選択します。

［列 5 ］ウィンドウが現れるので、［ 列名 ］に「 後−前 」と入力します。

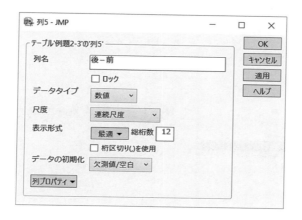

［ 列プロパティ ］をクリックし、［ 計算式 ］を選択します。
［ 計算式の編集 ］をクリックします。

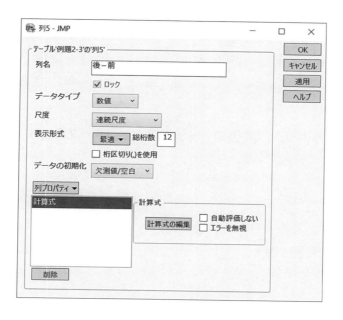

列 5 の計算式を設定するウィンドウが現れます。

　変数の一覧から［ 投与後 ］を選択した後に、計算パッドの［ － ］をクリックし、［ 投与前 ］を選択すると、［ 投与後－投与前 ］という計算式が設定されます。

　［ OK ］をクリックします。

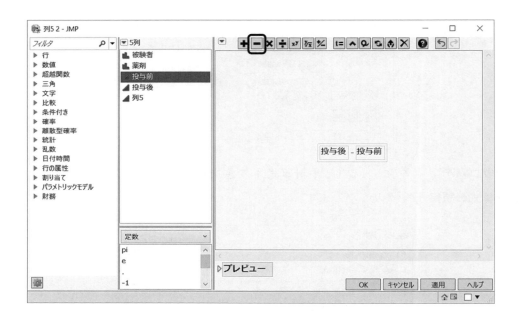

　1 つ前の画面に戻るので、［ OK ］をクリックすると、データ表に「 後－前 」という変数が作成されます。

	被験者	薬剤	投与前	投与後	後－前
1	1	A	57	51	-6
2	2	A	62	48	-14
3	3	A	54	49	-5
4	4	A	52	47	-5
5	5	A	63	53	-10
6	6	A	54	41	-13
7	7	A	56	47	-9
8	8	A	51	49	-2
9	9	A	56	51	-5
10	10	A	48	46	-2
11	11	B	55	51	-4
12	12	B	49	43	-6
13	13	B	59	57	-2
14	14	B	57	59	2
15	15	B	54	52	-2
16	16	B	54	53	-1
17	17	B	59	57	-2
18	18	B	58	58	0
19	19	B	52	44	-8
20	20	B	52	52	0

以降の手順は、例題2－1、例題2－2と同様です。

2-3 ◉ 2時点から多時点へ

■時点の拡張

　例題2-2および例題2-3は投与前後を比較する実験でした。これは2時点で特性値が測定されていることになります。これを拡張して、投与前、1日後、2日後というように、3時点以上で特性値を測定する実験も考えられます。

（例題2-2の拡張）

被験者	投与前	1日後	2日後
1			
2			
3			
⋮			
⋮			
n			

（例題2-3の拡張）

被験者	薬剤	投与前	1日後	2日後
1	A			
2	A			
3	A			
⋮	⋮			
⋮	B			
n	B			

　このようなデータの分析を反復測定の解析と呼んでいます。また、例題2-2の拡張のように測定時点を被験者内因子、薬剤を被験者間因子と呼び、この2つの因子が存在する解析には分割法と呼ばれる方法が適用されます。

　なお、時点だけでなく、薬剤も3種類以上に拡張した実験も考えられます。

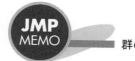

先の例題のような場合には、介入前の ALT 値の平均値が 2 群間でほぼ等しいことが望まれます。JMP の実験計画機能を使うと、特性値（たとえば ALT 値）について、平均値がほぼ同等となるように 2 つの群を作成することができます。

【JMP の手順】

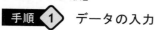 データの入力

まず、次のようにデータを入力しておきます。

被験者	投与前ALT
1	57
2	62
3	54
4	52
5	63
6	54
7	56
8	51
9	56
10	48
11	55
12	49
13	59
14	57
15	54
16	54
17	59
18	58
19	52
20	52

手順 ② カスタム計画の実行

メニューから［ 実験計画 ］＞［ カスタム計画 ］と選択します。

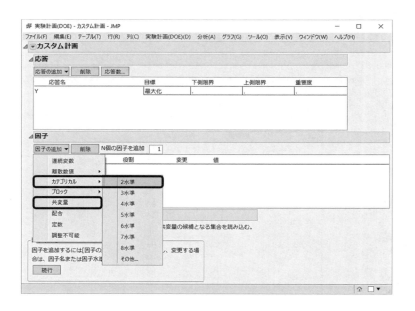

次のように［ 実験計画(DOE)-カスタム計画 ］のウィンドウが現れます。
［ 因子の追加 ］＞［ カテゴリカル ］＞［ 2水準 ］と選択します。

さらに、［ 因子の追加 ］＞［ 共変量 ］と選択します。

［ 割り付けデータ ］ウィンドウが現れるので、［ 投与前
ALT ］を選択して［ OK ］をクリックします。

［ 続行 ］をクリックします。

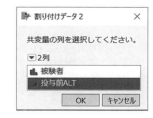

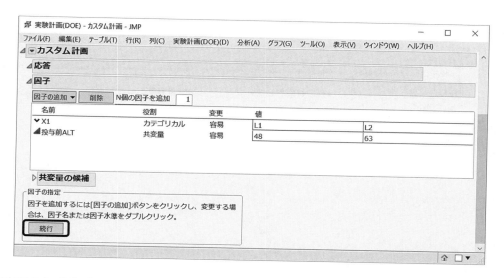

［計画の作成］をクリックします。

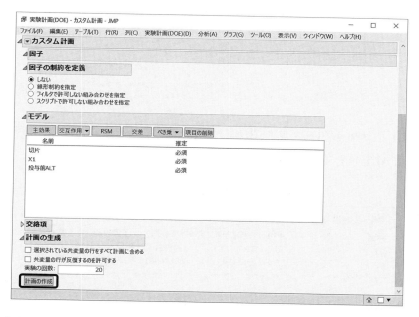

現れた出力ウィンドウの下の方にある［テーブルの作成］をクリックすると、次のようなデータ表が作成されます。

カスタム計画 - JMP

		X1	投与前ALT	Y	共変量 行番号
1		L2	55	•	11
2		L2	56	•	9
3		L2	56	•	7
4		L1	48	•	10
5		L1	54	•	3
6		L1	52	•	4
7		L2	54	•	15
8		L1	54	•	6
9		L2	58	•	18
10		L1	49	•	12
11		L2	57	•	1
12		L2	54	•	16
13		L1	63	•	5
14		L1	62	•	2
15		L2	52	•	19
16		L1	59	•	17
17		L2	57	•	14
18		L1	59	•	13
19		L2	52	•	20
20		L1	51	•	8

X1 の列の L1 を薬剤 A、L2 を薬剤 B として群分けをするとよいのです。確認のため、L1 と L2 の投与前 ALT 値を確認します。

表 2.17　群分け後の投与前の ALT 値

平均と標準偏差

水準	数	平均	標準偏差	平均の標準誤差	下側95%	上側95%
L1	10	55.1	5.3427001	1.6895101	51.278063	58.921937
L2	10	55.1	2.0789955	0.6574361	53.612776	56.587224

2 つの群の平均値が同じ値になっていることが確認できます。ただし、いつも完全に同じ値にすることができるわけではありません。また、この例のように標準偏差に違いが出てしまうこともあります。

　対応のある 2 つのデータをグラフ化するときには、下記のような折れ線グラフが使われるのが一般的です。

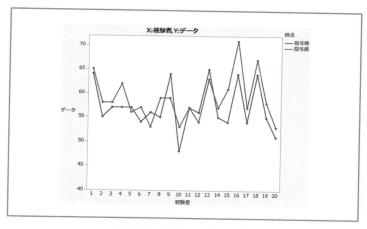

図 2.13　折れ線グラフ①

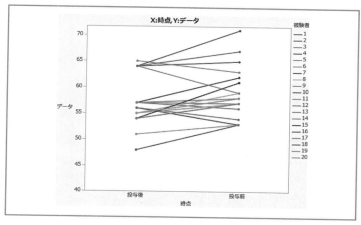

図 2.14　折れ線グラフ②

このような折れ線グラフを JMP で作る手順を次に示しておきます。

【JMP の手順】

手順① データの入力

つぎのようにデータを入力します（例題2-2）。

手順② データ形式の変更（列の積み重ね）

データ形式を変更します。

メニューから［テーブル］＞［列の積み重ね］を選択します。

［積み重ね］ウィンドウが現れるので、

　　　　［積み重ねる列］→「投与前」「投与後」

と設定します。

　続けて、［新しい列の名前］として

　　　　［元の列のラベル］→「時点」

と入力して［OK］をクリックします。

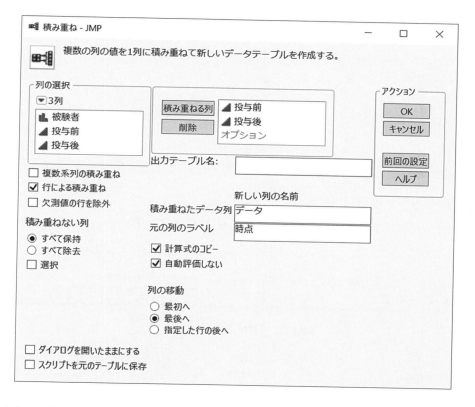

次のようにデータ形式が変更されます。

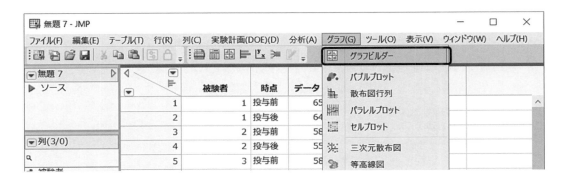

手順 ③　グラフの作成

メニューから ［ グラフ ］ ＞ ［ グラフビルダー ］ を選択します。

［ グラフビルダー ］ ウィンドウが現れます。ここで、様々なグラフを作成することができます。

グラフの一覧から［折れ線］を選択します。

　　　　［ Y ］　　　　　　→「データ」

　　　　［ X ］　　　　　　→「被験者」

　　　　［重ね合わせ］　→「時点」

と設定します。

　Shift キーを押しながら、グラフの一覧から［点］を選択します。

　［点をずらす］の［なし］を選択して、［終了］をクリックすると、図 2.13 の折れ線グラフ①が作成されます。

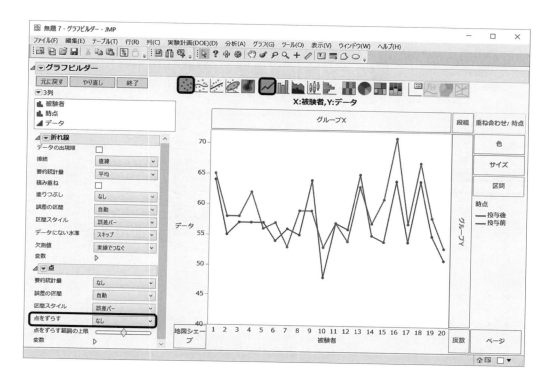

手順 ④-2　折れ線グラフ②の作成方法

グラフの一覧から Shift キーを押しながら、［ 点 ］と［ 折れ線 ］を選択します。

　　　　［ Y ］　　　　　　→「 データ 」

　　　　［ X ］　　　　　　→「 時点 」

　　　　［ 重ね合わせ ］ →「 被験者 」

と設定します。

　［ 点をずらす ］の［ なし ］を選択して、［ 終了 ］をクリックすると、図 2.14 の折れ線グラフ②が作成されます。

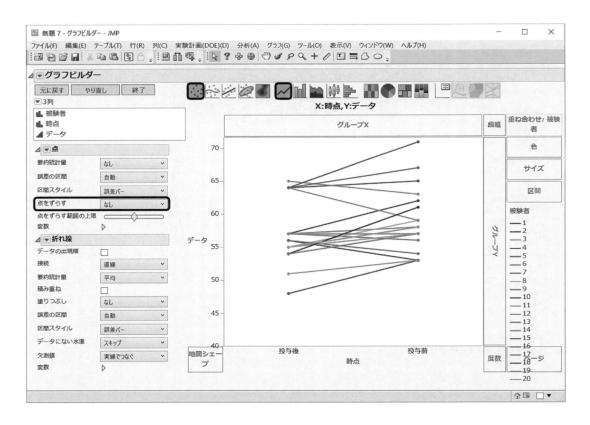

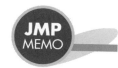

■対になった 2 種類のデータに負の相関がある

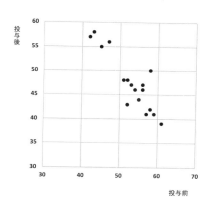

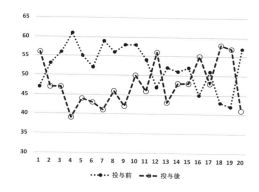

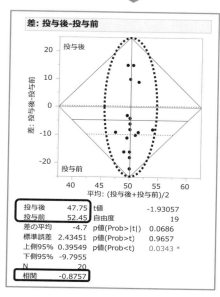

差: 投与後-投与前

投与後	47.75	t値	-1.93057
投与前	52.45	自由度	19
差の平均	-4.7	p値(Prob>|t|)	0.0686
標準誤差	2.43451	p値(Prob>t)	0.9657
上側95%	0.39549	p値(Prob<t)	0.0343 *
下側95%	-9.7955		
N	20		
相関	-0.8757		

■対になった2種類のデータのばらつきが異なる

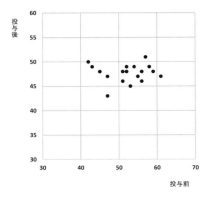

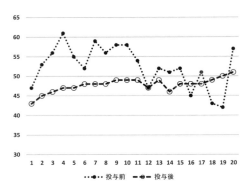

水準	数	平均	標準偏差
投与後	20	47.7500	1.80278
投与前	20	52.4500	5.38492

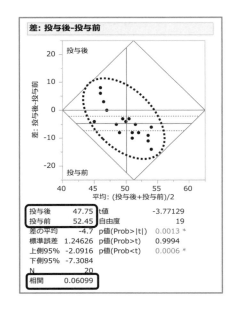

投与後	47.75	t値	-3.77129
投与前	52.45	自由度	19
差の平均	-4.7	p値(Prob>|t|)	0.0013 *
標準誤差	1.24626	p値(Prob>t)	0.9994
上側95%	-2.0916	p値(Prob<t)	0.0006 *
下側95%	-7.3084		
N	20		
相関	0.06099		

　対応のあるデータの分散の違いは、（投与後＋投与前）と（投与後－投与前）の相関に現れます。分散に違いがないときは相関が0になります。

第 **3** 章

一元配置実験の解析

この章では実験における最も基本的な型である一元配置実験によるデータの分析方法を解説します。実験時に意図的に変化させるものを因子と呼び、この因子が1つのときの実験を一元配置実験、あるいは一因子実験と呼びます。一元配置実験で得たデータの分析方法として、分散分析と回帰分析を紹介します。

§1 質的因子の解析
▶ 2つ以上の平均値を比べる

1–1 ◉ 一元配置分散分析の実際

例題 3–1

　疾患 X について 3 つの治療法（A_1、A_2、A_3）が考えられているが、これらの治療法の効果は同程度であることがわかっている。そこで、治療法によって患者の QOL（生活の質）に差があるかどうかを調べるため、各治療法を受け終えた患者の中から 10 名ずつを無作為に選び、アンケートによって治療中の QOL 得点を測定した。その結果が以下のデータ表である（QOL 得点は 0 点から 100 点に換算してある）。

表 3.1　データ表

A_1	A_2	A_3
22	65	66
59	49	60
38	29	49
28	36	75
50	22	42
36	32	60
52	42	53
63	41	55
48	42	75
36	65	41

　3 つの治療法により QOL 得点に差があるかどうかを分析せよ。

■分散分析の活用

　２つ以上の平均値の差の検定を行う手法として**分散分析**と呼ばれる手法があります。分散分析では、全データの変動（平方和）を**グループ間変動**と**グループ内変動**に分けて比較するという進め方をします。

　グループ間変動とは、各グループ（A_1、A_2、A_3）の平均値のばらつきのことで、グループ内変動とは同じグループの中でのデータのばらつきのことをいいます。グループ内変動のことを**誤差**とも呼びます。グループ内変動である誤差に比べて、グループ間変動が大きい場合に、グループ間の平均値に有意な差がある（平均値の差は誤差の範囲を超えている）と判定します。

　分散分析は、各グループにおけるデータのばらつき程度は等しいという前提で行います。そのため、事前に各グループ内の分散が等しいかどうかを確認する必要があります。これを**等分散性の検定**と呼びます。

■分散分析の仮説

　分散分析では、以下の仮説を設定します。

　　　　　帰無仮説 H_0：A_1 の母平均＝ A_2 の母平均＝ A_3 の母平均
　　　　　対立仮説 H_1：少なくとも１つ以上の母平均が他の母平均と異なる

　分散分析は、A_1 と A_2 と A_3 の母平均を比較したときに、すべての母平均が等しいのか、それとも水準間のどこかに差があるのかを検定するための方法です。ただし、どの水準間に差があるのかまでは特定していません。したがって、帰無仮説が棄却された場合、その次のステップとして、どの水準間の母平均に差があるのかを検討することになります。それには**多重比較**という手法が用いられます。

■解析結果

　このデータに一元配置分散分析を適用すると、次のような結果が得られます。

【1】データのグラフ化

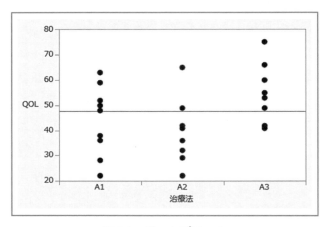

図 3.1　ドットプロット

ドットプロットからは外れ値は見当たりません。

A_1、A_2、A_3 におけるデータのばらつきの大きさは、同程度とみられます。

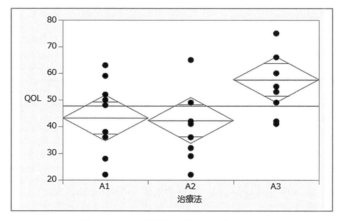

図 3.2　ひし形付きドットプロット

各ひし形の中央の直線は、各グループの平均値を示します。ひし形の縦の長さ（ひし形の上下の点）が、各グループの母平均の95%信頼区間を表します。ひし形の高さは、データ数の平方根の逆数に比例します。

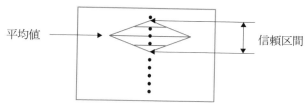

図 3.3　平均値と信頼区間

　グループの平均値を示す線から上下に離れた位置に引かれている線はオーバーラップマークです。各グループのデータ数が等しいとき、ひし形の両側のオーバーラップマークが2つとも、別のひし形のオーバラップマークを超えていない場合は、2群の平均値の差は有意でないことを示します。

　この例では有意な差があることがわかります。

【2】分散分析の解析
①分散分析表

表 3.2　分散分析表

分散分析					
要因	自由度	平方和	平均平方	F値	p値(Prob>F)
治療法	2	1474.2000	737.100	4.2164	0.0255*
誤差	27	4720.1000	174.819		
全体(修正済み)	29	6194.3000			

　有意確率 p 値＝0.0255 となっており、有意水準 0.05 よりも小さいので、治療法は有意です。すなわち、3つの治療法の QOL 得点の母平均には差があるといえます。

ここで、分散分析表の見方について、詳しく解説しておきます。

分散分析の帰無仮説 H_0 は、「各水準の母平均は等しい」です。その帰無仮説 H_0 に対する対立仮説 H_1 は、「すべての水準の母平均が等しいとは限らない」となります。

分散分析表には、データの変動（平方和）を分解した様子が表示されています。この表で大切なのは F 値と p 値です。F 値はグループ間とグループ内の平均平方の比で、平均平方は分散とも呼ばれています。p 値は有意確率とも呼ばれています。

この例題の p 値は 0.0255 でした。この値は、各水準の母平均が等しいと仮定したときに、F 値が 4.216 以上になる確率を表しています。したがって、実務的には p 値は各水準の母平均が等しいときに、このような平均値の差が偶然に生じている確率を表していると解釈してもいいでしょう。

p 値の大小は有意水準と比較します。有意水準の値は分析者が任意に設定するものですが、実際には有意水準は 5% とするのが一般的です。この値は絶対的な基準ではないので、研究の目的によっては 10%、1%、0.1% が使われることもあります。

このデータの場合、p 値＝0.0255＝2.55% で、有意水準 5%（0.05）よりも小さいので、帰無仮説 H_0 は棄却されます。

帰無仮説 H_0 が棄却された場合には、水準ごとの母平均の推定や、どの水準間に母平均の差があるのかを特定したくなります。そのときには多重比較と呼ばれる方法を使います。

②母平均の区間推定

表 3.3　母平均の推定

各水準の平均					
水準	数	平均	標準誤差	下側95%	上側95%
A1	10	43.2000	4.1811	34.621	51.779
A2	10	42.3000	4.1811	33.721	50.879
A3	10	57.6000	4.1811	49.021	66.179

平均の標準誤差および信頼区間は、各グループの誤差分散がすべて等しいと仮定したときのものです

治療法ごとの QOL 得点の母平均を推定すると、次のようになっていることがわかります。

$$A_1 \rightarrow \quad 34.621 \quad \sim \quad 51.779 \quad （点）$$
$$A_2 \rightarrow \quad 33.721 \quad \sim \quad 50.879 \quad （点）$$
$$A_3 \rightarrow \quad 49.021 \quad \sim \quad 66.179 \quad （点）$$

【3】等分散性の検定

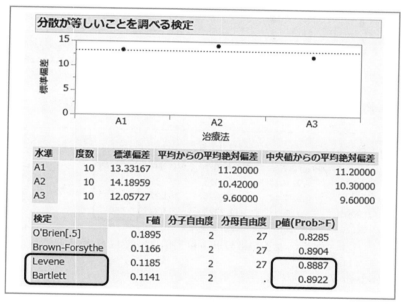

図 3.4　等分散性の検定

　３つの治療法について、各治療法の QOL 得点のばらつき（分散）に違いがあるかどうかを確認します。そのためによく使われる方法は Levene の検定と Bartlett の検定です。

　このデータ場合、どちらの p 値も有意水準 0.05 よりも大きく、有意ではありません。すなわち、どちらの検定においても３つの治療法の母分散に違いがあるとはいえません。本来、この検討は分散分析より先に行なわれます。

【4】多重比較

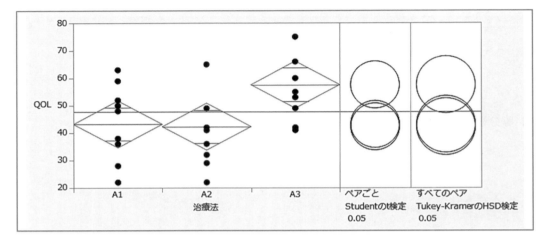

図 3.5 多重比較の図（Student の t 検定、Tukey の HSD 検定）

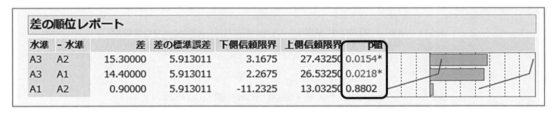

差の順位レポート							
水準 - 水準		差	差の標準誤差	下側信頼限界	上側信頼限界	p値	
A3	A2	15.30000	5.913011	3.1675	27.43250	0.0154*	
A3	A1	14.40000	5.913011	2.2675	26.53250	0.0218*	
A1	A2	0.90000	5.913011	-11.2325	13.03250	0.8802	

図 3.6 差の順位レポート（Student の t 検定）

ペアごとの Student の t 検定の結果を見ると

・A_1 と A_2 の間には差があるとはいえない

・A_1 と A_3 の間には差があるといえる

・A_2 と A_3 の間には差があるといえる

という結論が得られます。

多重比較の方法は上記のように 2 つずつを組合せた t 検定を行う方法よりも、次の Tukey の方法のほうが一般的です。

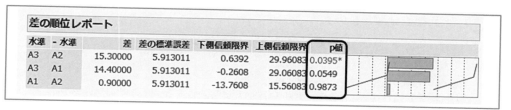

差の順位レポート						
水準 - 水準		差	差の標準誤差	下側信頼限界	上側信頼限界	p値
A3	A2	15.30000	5.913011	0.6392	29.96083	0.0395*
A3	A1	14.40000	5.913011	-0.2608	29.06083	0.0549
A1	A2	0.90000	5.913011	-13.7608	15.56083	0.9873

図 3.7　差の順位レポート（Tukey の HSD 検定）

Tukey の HSD 検定の結果を見ると、

　　・A_1 と A_2 の間には差があるとはいえない

　　・A_1 と A_3 の間には差があるとはいえない

　　・A_2 と A_3 の間には差があるといえる

という結論が得られます。

【JMPの手順】

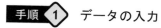 データの入力

　　次のようにデータを入力します。

	治療法	QOL
1	A1	22
2	A2	65
3	A3	66
4	A1	59
5	A2	49
6	A3	60
7	A1	38
8	A2	29
9	A3	49

「 治療法 」のデータ入力は、「 A_1／A_2／A_3 」でも「 1／2／3 」でもどちらでも良いです。ここでは、「 1 」「 2 」「 3 」と文字で入力をして、「 1＝A1 」「 2＝A2 」「 3＝A3 」という値ラベルをつけています。

メニューから［ 分析 ］＞［ 二変量の関係 ］を選択します。

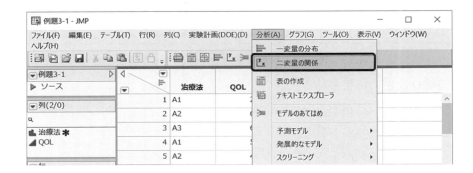

［ 二変量の関係 ］ウィンドウが現れるので、

　　　　［ Y, 目的変数 ］→［ QOL ］

　　　　［ X, 説明変数 ］→［ 治療法 ］

と設定して、［ OK ］ボタンをクリックすると、図 3.1 の結果が得られます。

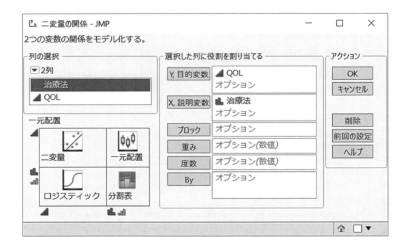

手順 3 分析オプションの選択

［ 治療法による QOL の一元配置分析 ］ レポートの出力結果の ▼ をクリックし、［ 平均 / ANOVA ］ を選択すると、図 3.2、表 3.2、表 3.3 の結果が得られます。

［ 等分散性の検定 ］ を選択すると、図 3.4 の結果が得られます。

［ 平均の比較 ］ ＞ ［ 各ペア, Student の t 検定 ］、［ すべてのペア Tukey の HSD 検定 ］ を選択すると、図 3.5、図 3.6、図 3.7 の結果が得られます。

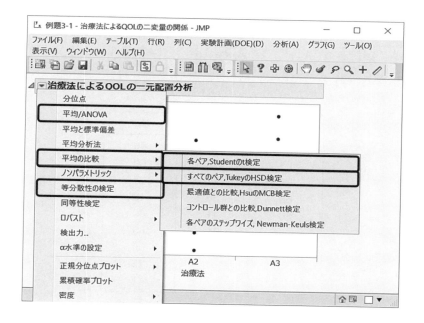

1-2 ◉ 繰り返し数が等しくない場合の一元配置分散分析

　例題3－1は、水準ごとのデータ数（繰り返し数）は同じでしたが、一元配置分散分析は、水準ごとのデータ数が等しくない場合も実施できます。

例題 3-2

　疾患Xについて考えられている3つの治療法のQOL得点をアンケートによって測定したところ、A_1は5名、A_2は7名、A_3は9名から回答が得られた。以下がそのデータ表である。なお、21名は無作為に3つの治療法に割り付けられているものとする。

表3.4　データ表

A_1	A_2	A_3
38	49	66
28	36	60
36	22	75
63	32	42
36	41	60
	42	53
	65	55
		75
		41
($n_1=5$)	($n_2=7$)	($n_2=9$)

　この例のように、何らかの事情で各水準のデータ数がそろわない場合は、「繰り返し数が等しくない一元配置」と呼ばれます。データの入力の仕方や分析手順は繰り返し数が等しいときとまったく変わりません。

　以下に解析結果を示します。

■解析結果

　このデータに一元配置分散分析を適用すると、次のような結果が得られます。

【1】データのグラフ化

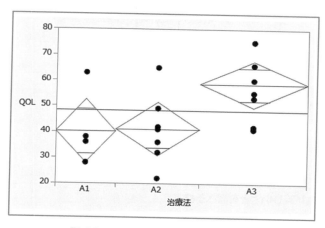

図 3.8　ひし形付きドットプロット

　データの数が多い水準ほどひし形の横幅が大きくなります。

【2】分散分析の解析
①分散分析表

表 3.5　分散分析表

分散分析					
要因	自由度	平方和	平均平方	F値	p値(Prob>F)
治療法	2	1647.6444	823.822	4.8731	0.0204*
誤差	18	3043.0222	169.057		
全体(修正済み)	20	4690.6667			

　有意確率 p 値＝0.0204 で、有意水準 0.05 よりも小さいので、治療法は有意です。3 つの治療法の QOL 得点の母平均には差があると判断します。

②母平均の区間推定

表 3.6　母平均の区間推定

各水準の平均					
水準	数	平均	標準誤差	下側95%	上側95%
A1	5	40.2000	5.8148	27.984	52.416
A2	7	41.0000	4.9144	30.675	51.325
A3	9	58.5556	4.3341	49.450	67.661

平均の標準誤差および信頼区間は、各グループの誤差分散がすべて等しいと仮定したときのものです

データの数が多い水準ほど標準誤差が小さく、推定精度は良くなります。

【3】等分散性の検定

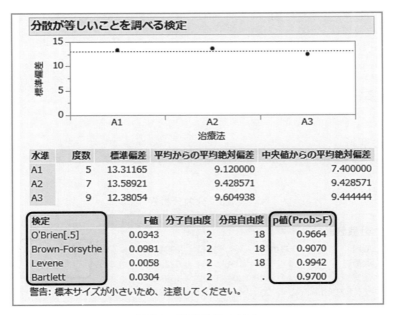

図 3.9　等分散性の検定

p 値はいずれも 0.05 より大きいので、3つの治療法の母分散に違いがあるとはいえません。

【4】多重比較

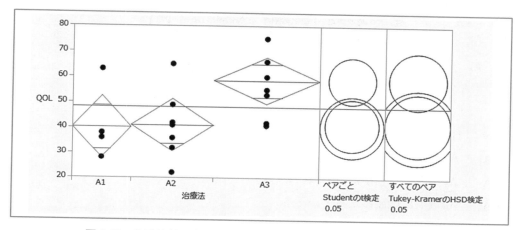

図 3.10　多重比較の図（Student の t 検定、Tukey の HSD 検定）

差の順位レポート

水準	- 水準	差	差の標準誤差	下側信頼限界	上側信頼限界	p値
A3	A1	18.35556	7.252272	3.1191	33.59201	0.0209*
A3	A2	17.55556	6.552485	3.7893	31.32182	0.0153*
A2	A1	0.80000	7.613299	-15.1949	16.79495	0.9175

図 3.11　差の順位レポート（Student の t 検定）

Student の t 検定の結果を見ると、

- ・A₁ と A₂ の間には差があるとはいえない
- ・A₁ と A₃ の間には差があるといえる
- ・A₂ と A₃ の間には差があるといえる

という結論が得られます。

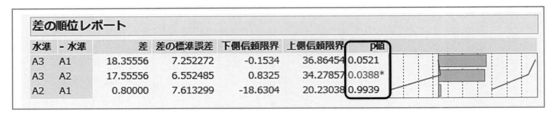

差の順位レポート						
水準	- 水準	差	差の標準誤差	下側信頼限界	上側信頼限界	p値
A3	A1	18.35556	7.252272	-0.1534	36.86454	0.0521
A3	A2	17.55556	6.552485	0.8325	34.27857	0.0388*
A2	A1	0.80000	7.613299	-18.6304	20.23038	0.9939

図 3.12　差の順位レポート（Tukey の HSD 検定）

Tukey の HSD 検定の結果を見ると、

・A_1 と A_2 の間には差があるとはいえない

・A_1 と A_3 の間には差があるとはいえない

・A_2 と A_3 の間には差があるといえる

という結論が得られます。

■繰り返し数について

m 個の水準があるとき、この中の特定の１つの水準と他の（$m-1$）個の水準との比較にだけ興味がある場合、特定の１つの水準のことを対照と呼んでいます。各水準のデータ数をそろえることができないときには、対照となる水準のデータ数を多くしておくと、この水準と他の水準との比較を精度良く行うことができます。

たとえば、A_1、A_2、A_3、A_4、A_5 の５つの治療法があったとき、A_5 を対照にするとします。すなわち、A_5 と他の４つの治療法との差に興味があり、A_1〜A_4 の互いの比較には興味がないという場合です。

そこで、次のようなデータの取り方を考えます。

A₁	A₂	A₃	A₄	A₅
○	○	○	○	○
○	○	○	○	○
○	○	○	○	○
○	○	○	○	○
				○
				○
				○
				○
$n_1=4$	$n_2=4$	$n_3=4$	$n_4=4$	$n_5=8$

　この場合、総実験回数は 24 回です。A_5 と他の水準との差を考えるとき、その標準誤差を求めるときの誤差分散にかかる係数は $(1/8+1/4)=0.375$ となります。

　一方で、5 つの水準を各 5 回ずつ実験したときには、次のようになります。

A₁	A₂	A₃	A₄	A₅
○	○	○	○	○
○	○	○	○	○
○	○	○	○	○
○	○	○	○	○
○	○	○	○	○
$n_1=5$	$n_2=5$	$n_3=5$	$n_4=5$	$n_5=5$

　総実験回数は 25 回です。A_5 と他の水準との差を考えるとき、その標準誤差を求めるときの誤差分散にかかる係数は $(1/5+1/5)=0.400$ となります。

　対照との比較にだけ興味があるときには、対照となる水準のデータ数を多くした実験のほうが精度が良いということになります。

§2 量的因子の解析

▶ 因子と結果の関係をモデル化する

2-1 ◉ 直線回帰

例題 3-3

　慢性肝炎患者に対してある薬剤を投与した場合の投与量と投与 2 ヶ月後の血小板数を検討した。薬剤の投与量は 5 通り（A_1、A_2、A_3、A_4、A_5）とし、それぞれに患者を 3 名ずつ無作為に割り付けた。その結果が以下のデータ表である。

表 3.7　データ表

水準	A_1	A_2	A_3	A_4	A_5
投与量（mg）	2	4	6	8	10
血小板数 （万/μl）	9 6 11	14 9 12	14 19 22	20 23 26	20 23 27

　薬剤の投与量により血小板数に差があるかどうかを分析せよ。また、投与量と血小板数の関係を把握せよ。

　なお、投与前の血小板数について、群間に有意な差はないことがわかっている。

76　第 3 章　一元配置実験の解析

■量的因子

　因子の各水準を数値で表現できるような因子を量的因子と呼んでいます。この例題は5つの水準を投与量で表現できることから、量的因子とみなすことができるのです。前節の例題3－1、例題3－2は、水準を数値で表現することができなかったので、質的因子となります。

■解析結果

　このデータに一元配置分散分析を適用すると、次のような結果が得られます。

【1】データのグラフ化

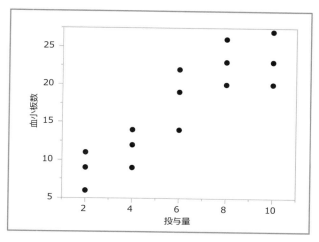

図 3.13　投与量と血小板の関係

投与量が増えると血小板数も増える関係にあることがわかります。

【2】分散分析後

この5つの水準を単なる種類と考えて、すなわち、質的因子とみて分散分析を適用すると、次のような結果が得られます。

表 3.8　分散分析表

分散分析					
要因	自由度	平方和	平均平方	F値	p値(Prob>F)
投与量	4	527.33333	131.833	13.0960	0.0006*
誤差	10	100.66667	10.067		
全体(修正済み)	14	628.00000			

(注)このとき、JMPでは投与量を名義尺度に変えておく必要があります。

投与量の p 値は 0.05 より小さくなっており、投与量は有意であることがわかります。すなわち、投与量を変えると、血小板数も変わるといえます。

【3】回帰分析

量的因子のときは、回帰分析を適用することができます。回帰分析では、投与量 x と血小板数 y の間に、次のような関係式を想定します。

$$y = b_0 + b_1 x$$

b_0 と b_1 の値を求めることが回帰分析の目的です。このとき、

y を目的変数（あるいは従属変数）

x を説明変数（あるいは独立変数）

と呼んでいます。

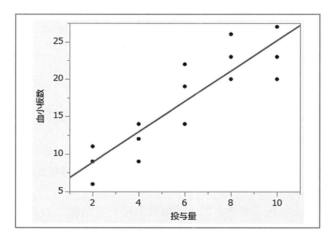

図 3.14　回帰直線を入れた散布図

(注) このとき、JMP では投与量を連続尺度に変えておく必要があります。

表 3.9　回帰分析結果

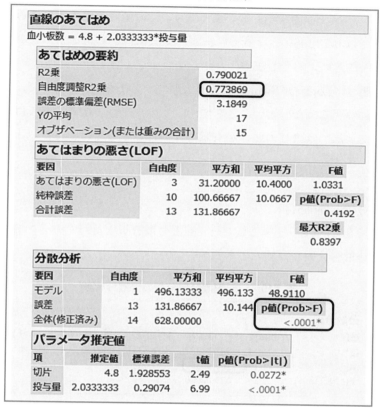

直線のあてはめ

血小板数 = 4.8 + 2.0333333*投与量

あてはめの要約	
R2乗	0.790021
自由度調整R2乗	0.773869
誤差の標準偏差(RMSE)	3.1849
Yの平均	17
オブザベーション(または重みの合計)	15

あてはまりの悪さ(LOF)

要因	自由度	平方和	平均平方	F値
あてはまりの悪さ(LOF)	3	31.20000	10.4000	1.0331
純粋誤差	10	100.66667	10.0667	p値(Prob>F)
合計誤差	13	131.86667		0.4192
			最大R2乗	
			0.8397	

分散分析

要因	自由度	平方和	平均平方	F値
モデル	1	496.13333	496.133	48.9110
誤差	13	131.86667	10.144	p値(Prob>F)
全体(修正済み)	14	628.00000		<.0001*

パラメータ推定値

項	推定値	標準誤差	t値	p値(Prob>|t|)
切片	4.8	1.928553	2.49	0.0272*
投与量	2.0333333	0.29074	6.99	<.0001*

回帰分析の結果、次のような回帰式が得られました。

$$y（血小板数）= 4.8 + 2.0333x（投与量）$$

この回帰式の p 値は 0.05 より小さい（<.0001* と表示されている）ので有意です。

回帰式の良さは R^2 の値で評価します。この値が 1 に近いほど、予測精度の良い式であると判断することになります。R^2 は寄与率（あるいは決定係数）と呼ばれています。

ただし、R^2 の値はデータの数が少なければ 1 に近づいてしまうので、実際には自由度調整 R^2 と表示されている値で検討する必要があります。この値は**自由度調整済み寄与率**と呼ばれています。ここでは 0.773869 となっています。一般には、この値が 0.5 以上であれば、予測精度の良い回帰式といえるでしょう。

あてはまりの悪さ（Lack Of Fitness；LOF と略す）の p 値は 0.4192 で、有意ではありません。あてはまりは悪くはないということです。このことは 1 次式をあてはめたことの妥当性を意味していて、あてはまりの悪さが有意でないということは、2 次以上の式を想定しなくてもよいと考えます。

■一元配置分散分析と回帰分析

ここで、投与量を質的因子とみなして一元配置分散分析を行ったときの分散分析表と、回帰分析における分散分析表を比較してみます。

表 3.10　一元配置分散分析の分散分析表

分散分析					
要因	自由度	平方和	平均平方	F値	p値(Prob>F)
投与量	4	527.33333	131.833	13.0960	0.0006*
誤差	10	100.66667	10.067		
全体(修正済み)	14	628.00000			

表 3.11　回帰分析の分散分析表

分散分析				
要因	自由度	平方和	平均平方	F値
モデル	1	496.13333	496.133	48.9110
誤差	13	131.86667	10.144	p値(Prob>F)
全体(修正済み)	14	628.00000		<.0001*

誤差の平方和の差、すなわち、$131.8667 - 100.6667 = 31.2000$ があてはまりの悪さの平方和となります。

■母回帰直線の信頼区間

$$y（血小板数）＝4.8＋2.0333x（投与量）$$

という回帰直線は、例題3－3のデータに基づいて求めたものなので、データが変われば回帰直線も当然変わってしまいます。そこで、真の回帰直線（母回帰直線）を推定することを考えたものが、回帰直線の95%信頼区間です。これを回帰直線とともに図上に表示すると次のようになります。

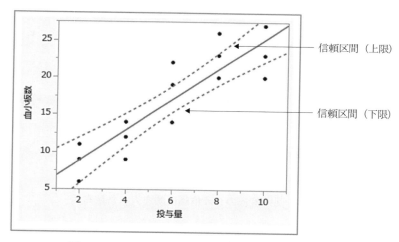

図3.15　回帰直線の95%信頼区間を入れた散布図

真の回帰直線は点線の双曲線に囲まれた範囲にあると考えられます。

■個々の値の予測区間

$$y（血小板数）＝4.8＋2.0333x（投与量）$$

という回帰直線で、予測した y の値がどの程度の範囲内になるかを考えるときに使うのが
95%予測区間です。

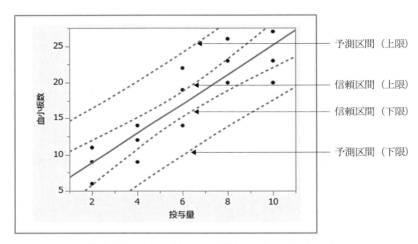

図 3.16　回帰直線の 95% 信頼区間を入れた散布図

　予測した値は、幅の広い2組の直線（実際には曲線）に囲まれた範囲内にあると考えられ
ます。

【JMPの手順】

手順 1 データの入力

次のようにデータを入力します。

手順 2 一元配置分散分析の実行

メニューから [分析] ＞ [二変量の関係] を選択します。

［ 二変量の関係 ］ ウィンドウが現れるので、

　　　　［ Y, 目的変数 ］ → ［ 血小板数 ］

　　　　［ X, 説明変数 ］ → ［ 投与量 ］

と設定して、［ OK ］ ボタンをクリックすると、図 3.13 の結果が得られます。

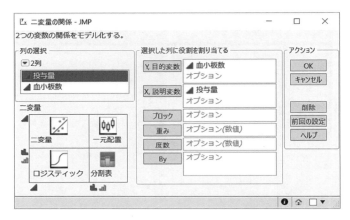

手順 ③　分析オプションの選択

［ 投与量と血小板数の二変量の関係 ］ レポートの出力結果の ▼ をクリックし、

［ 直線のあてはめ ］ を選択すると、図 3.14、表 3.9 の結果が得られます。

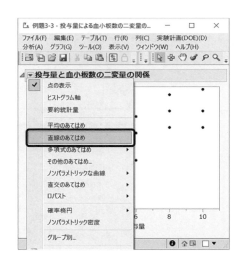

［──直線のあてはめ］の▼をクリックし、［回帰の信頼区間］を選択すると図 3.15 の結果が、［個別の値に対する信頼区間］を選択すると図 3.16 の結果が得られます。

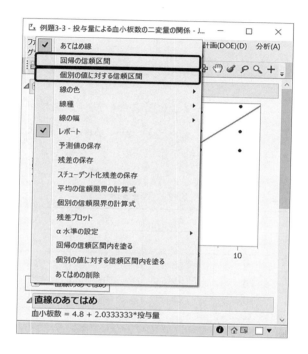

2-2 ● 多項式回帰

例題３－３と同じ実験を別の薬剤で行った場合を考えてみます。

例題 3-4

慢性肝炎患者に対してある薬剤を投与した場合の投与量と投与２ヶ月後の血小板数を検討した。薬剤の投与量は５通り（A_1、A_2、A_3、A_4、A_5）とし、それぞれに患者を３名ずつ無作為に割り付けた。その結果が以下のデータ表である。

表 3.12　データ表

水準	A_1	A_2	A_3	A_4	A_5
投与量（mg）	2	4	6	8	10
血小板数 （万/μl）	12 14 16	18 22 23	22 29 26	21 27 23	17 19 18

薬剤の投与量により血小板数に差があるかどうかを分析せよ。また、投与量と血小板数の関係を把握せよ。

なお、投与前の血小板数について、群間に有意な差はないことがわかっている。

例題３－３は、因子と特性値の関係が直線的であるという例を紹介しましたが、今度は曲線的になる例を取り上げます。

■解析結果

このデータに回帰分析を適用すると、次のような結果が得られます。

【1】データのグラフ化

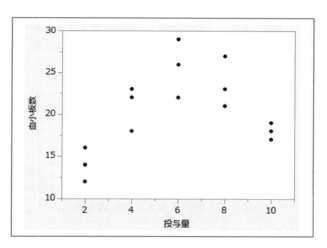

図 3.17　投与量と血小板数の関係

投与量と血小板数の関係が直線的ではないことがわかります。視覚的には 2 次曲線のあてはめが良さそうに思います。回帰分析は直線だけでなく、曲線にも適用することができます。

【2】 回帰分析

直線的ではありませんが、強引に直線をあてはめてみると、次のような結果になります。

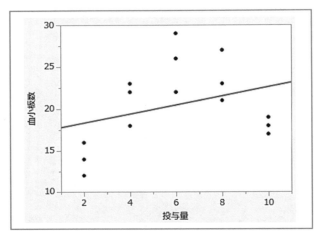

図 3.18　回帰直線を入れた散布図

表 3.13 から、次のような回帰式が得られました。

$$y（血小板数）= 17.266667 + 0.5333333x（投与量）$$

この回帰式の p 値は 0.2377 で 0.05 より大きな値になっており、有意ではありません。この式には意味がないということになります。

また、あてはまりの悪さの p 値は 0.0017 となっており、有意です。これは1次式（直線）のあてはめは不適切で、2次式以上を想定しなければいけないことを意味しています。

そこで、2次式をあてはめることにします。

表 3.13　回帰分析結果

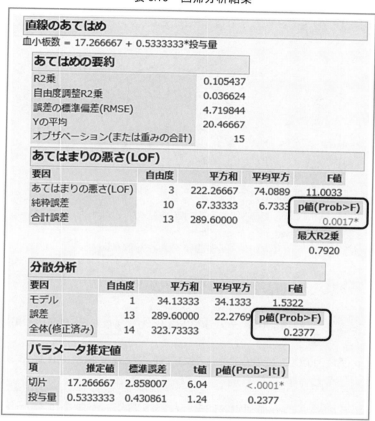

直線のあてはめ

血小板数 = 17.266667 + 0.5333333*投与量

あてはめの要約

R2乗	0.105437
自由度調整R2乗	0.036624
誤差の標準偏差(RMSE)	4.719844
Yの平均	20.46667
オブザベーション(または重みの合計)	15

あてはまりの悪さ(LOF)

要因	自由度	平方和	平均平方	F値
あてはまりの悪さ(LOF)	3	222.26667	74.0889	11.0033
純粋誤差	10	67.33333	6.7333	p値(Prob>F)
合計誤差	13	289.60000		0.0017*

最大R2乗　0.7920

分散分析

要因	自由度	平方和	平均平方	F値
モデル	1	34.13333	34.1333	1.5322
誤差	13	289.60000	22.2769	p値(Prob>F)
全体(修正済み)	14	323.73333		0.2377

パラメータ推定値

項	推定値	標準誤差	t値	p値(Prob>|t|)
切片	17.266667	2.858007	6.04	<.0001*
投与量	0.5333333	0.430861	1.24	0.2377

（注）あてはまりの悪さというのは、データが想定したモデルにどの程度「あてはまっているか」を見るものですから、この検定結果が有意であるということは、想定したモデル（ここでは1次式）では不十分であるという結論になります。

【3】 多項式回帰

2次式にあてはめてみると、次のような結果になります。

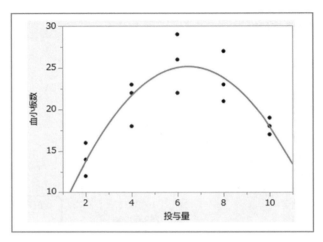

図 3.19　回帰曲線を入れた散布図

表 3.14 から、次のような回帰式が得られました。

$$y（血小板数）= 21.838095 + 0.5333333x（投与量）- 0.5714286(x-6)^2$$

この回帰式の p 値は 0.0001 で 0.05 より小さな値になっており、有意です。この式には意味があるということになります。

また、あてはまりの悪さの p 値は 0.8135 となっており、有意ではありません。これは3次式以上を想定する必要がないことを意味しています。

さらに、R^2 の値を見ると、1次式のときには 0.105437 だったものが、2次式では 0.783243 と大幅に変化していることがわかります。

なお、パラメータ推定値の変数ごとの p 値を見ると、投与量と（投与量－6）^{2} のどちらも有意になっていますが、高次の項が有意のときには、それよりも低次の項は、有意でも有意でなくても、回帰式には入れるのが原則です。

（注）（投与量－6）の 6 という値は投与量の平均値です。

表 3.14　回帰分析結果

多項式のあてはめ 次数＝2

血小板数 = 21.838095 + 0.5333333*投与量 - 0.5714286*(投与量-6)^2

あてはめの要約

R2乗	0.783243
自由度調整R2乗	0.747117
誤差の標準偏差(RMSE)	2.418185
Yの平均	20.46667
オブザベーション(または重みの合計)	15

あてはまりの悪さ(LOF)

要因	自由度	平方和	平均平方	F値
あてはまりの悪さ(LOF)	2	2.838095	1.41905	0.2107
純粋誤差	10	67.333333	6.73333	p値(Prob>F)
合計誤差	12	70.171429		0.8135

最大R2乗

0.7920

分散分析

要因	自由度	平方和	平均平方	F値
モデル	2	253.56190	126.781	21.6808
誤差	12	70.17143	5.848	p値(Prob>F)
全体(修正済み)	14	323.73333		0.0001*

パラメータ推定値

項	推定値	標準誤差	t値	p値(Prob>|t|)
切片	21.838095	1.643485	13.29	<.0001*
投与量	0.5333333	0.220749	2.42	0.0326*
(投与量-6)^2	-0.571429	0.093284	-6.13	<.0001*

　この例題のように、2次式や3次式を想定する回帰分析を**多項式回帰**と呼びます。

　JMP では多項式回帰のときも信頼区間と予測区間を計算して、表示させることができるのです。

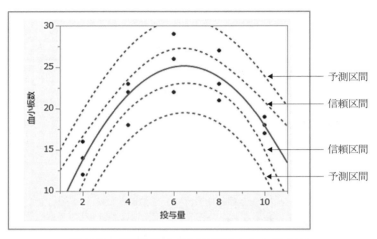

図 3.20　信頼区間と予測区間を入れた散布図

【JMPの手順】

手順 ①　データの入力

次のようにデータを入力します。

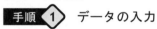

手順②　一元配置分散分析の実行

メニューから［分析］＞［二変量の関係］を選択します。

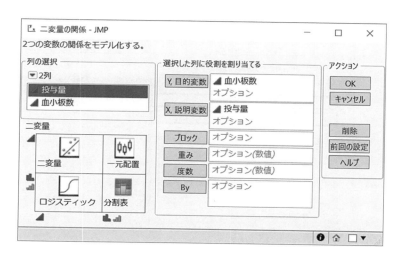

［二変量の関係］ウィンドウが現れるので、

　　　　［Y, 目的変数］→［血小板数］

　　　　［X, 説明変数］→［投与量］

と設定して、［OK］ボタンをクリックすると、図3.17の結果が得られます。

［ 投与量と血小板数の二変量の関係 ］レポートの出力結果の をクリックし、

［ 多項式のあてはめ ］＞［ 2 ］と選択すると、図 3.19、表 3.14 の結果が得られます。

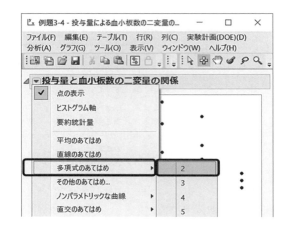

［ ——多項式のあてはめ 次数＝2 ］の をクリックし、

［ 回帰の信頼区間 ］、［ 個別の値に対する信頼区間 ］を選択すると、図 3.20 の結果が得られます。

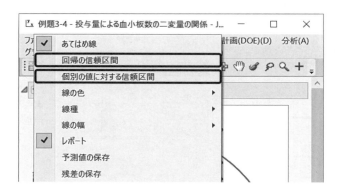

第 **4** 章

二元配置分散分析

この章では実験に取り上げる因子が 2 つのときのデータの分析
方法について解説します。因子が 2 つのときの実験を二元配置
実験、あるいは二因子実験と呼んでいます。二元配置実験は同
一条件での繰り返しがある場合とない場合に大別され、繰り返し
があるときは、交互作用（組合わせ効果）という概念が登場し
ます。

§1 繰り返しのない二元配置分散分析

▶因子が２つの実験を解析する

1-1 ◉ 解析の考え方

例題 4-1

　３種類の栄養食品（A_1、A_2、A_3）の効果を確認するために実験を行うこととした。同時に、その食品の摂取時間による違いも調べるために、摂取時間を朝と夜の２通りとし、栄養食品と摂取時間について、６通りの実験を６匹のラットに無作為に割り付けた。１ヶ月後のある特性値 Y（大きいほど望ましい）が以下のデータ表である。

表 4.1　データ表

栄養食品

摂取時間		A_1	A_2	A_3
	朝	37	38	70
	夜	36	48	75

ここで検証したいことは、3種類の栄養食品と2通りの摂取時間における特性値Yに差があるかどうかです。Yに影響を与えると考えている因子（比べたいグループに分類する要因）は、栄養食品と摂取時間の2つであり、栄養食品と摂取時間の組合せは6通りになります。このようなデータの解析には、繰り返しのない二元配置分散分析を実施します。

　因子の組合せが同じ条件での実験が1回だけ実施される場合を「繰り返しがない」といい、2回以上実施される場合を「繰り返しがある」といいます。

■二元配置分散分析の概要

　二元配置分散分析では、因子が2つある（これをA、Bとする）ので、データ全体のばらつき（全変動）を

　　　　① 因子Aによる変動
　　　　② 因子Bによる変動
　　　　③ 因子AとBの組合せによる変動

に分解することができます。すなわち、

$$全変動 ＝ ① ＋ ② ＋ ③ ＋ 誤差$$

となります。

　さて、分散分析では、因子単独の効果（影響）を主効果、因子の組合せによる効果を交互作用といい、二元配置分散分析の目的は主効果があるかどうか、および、交互作用があるかどうかを調べることです。

　したがって、二元配置分散分析で検証する帰無仮説は、以下の通りです。

　　　　（1）因子Aにおける各水準の母平均は等しい（Aの主効果はない）
　　　　（2）因子Bにおける各水準の母平均は等しい（Bの主効果はない）
　　　　（3）因子AとBの組合せ効果はない　　　　（交互作用はない）

　なお、一元配置分散分析と同様に水準間の**等分散性**を確認する必要があります。ただし、繰り返しのない場合には等分散性を確認できません。

■主効果と交互作用

　二元配置分散分析では、因子単独の効果である主効果と因子の組合せによる効果の交互作用が検討されます。主効果と交互作用を確認するには、まずグラフを利用するとよいでしょう。

　図4.1を見ると、A_2 が A_1 より高く、B_1 が B_2 より高くなっているので、栄養食品と摂取時間はどちらも効果がありそうなことがわかります。一方、A_1 における B_1 と B_2 の差と、A_2 における B_1 と B_2 の差に違いは見られません。このような状況を交互作用がないといいます。

　図4.2では、A_1 と A_2、B_1 と B_2 に差は見られず、主効果はないと考えられます。しかし、A_1 においては、B_1 は B_2 より低く、A_2 では、B_1 は B_2 より高くなっています。このように、組合せによって効果が異なる状況を交互作用があるといいます。

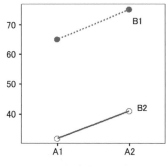

図4.1　交互作用なしのイメージ

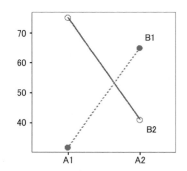

図4.2　交互作用ありのイメージ

■変動の分解

　因子の組合せが同じ条件での実験、あるいは調査が1回のみ実施の「繰り返しのないケース」では、交互作用による変動と誤差による変動を分離することができないので、

$$全変動　＝　①　＋　②　＋　誤差$$

となります。

このため、繰り返しのない二元配置は、交互作用がないと考えられる場合にしか用いられません。交互作用がある（あるいは、あるかもしれない）と考えられる場合には、繰り返しのある二元配置実験を実施する必要があります。

■検定の仮説

　繰り返しのない二元配置分散分析では、以下の仮説を設定します。

① 因子Aについて

　　帰無仮説 H_0：Aにおける各水準の母平均はすべてが等しい

　　対立仮説 H_1：Aにおける各水準の母平均はすべてが等しいとはいえない

② 因子Bについて

　　帰無仮説 H_0：Bにおける各水準の母平均はすべてが等しい

　　対立仮説 H_1：Bにおける各水準の母平均はすべてが等しいとはいえない

　以上のように、二元配置になると因子が2つになるので、帰無仮説と対立仮説も因子ごとに設定されることになります。

1-2 ● 繰り返しのない二元配置分散分析の実際

■解析結果

　例題4－1のデータに二元配置分散分析を適用すると、次のような結果が得られます。

【1】データのグラフ化

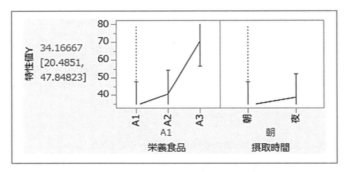

図 4.3　水準ごとの特性値Yの平均値

　縦軸には特性値Y平均値の値が表示されています。この図から、栄養食品間で特性値Yに違いがありそうなことが視覚的にわかります。

【2】要約統計量

表 4.2　水準ごとの特性値Yの統計量

最小2乗平均表				最小2乗平均表			
水準	最小2乗平均	標準誤差	平均	水準	最小2乗平均	標準誤差	平均
A1	36.500000	2.7537853	36.5000	朝	48.333333	2.2484563	48.3333
A2	43.000000	2.7537853	43.0000	夜	53.000000	2.2484563	53.0000
A3	72.500000	2.7537853	72.5000				

　平均値から、栄養食品はA_3、A_2、A_1の順で、また、摂取時間は夜のほうが朝より特性値Yが高くなっています。

【3】分散分析

①分散分析表

表 4.3　分散分析表

分散分析				
要因	自由度	平方和	平均平方	F値
モデル	3	1505.0000	501.667	33.0769
誤差	2	30.3333	15.167	p値(Prob>F)
全体(修正済み)	5	1535.3333		0.0295*

　この結果では、有意確率 p 値（＝0.0295）が有意水準 0.05 より小さいので、この結果は有意であると考えます。これにより、このモデルは意味があることがわかります。

②効果の検定

表 4.4　効果の検定

効果の検定					
要因	パラメータ数	自由度	平方和	F値	p値(Prob>F)
栄養食品	2	2	1472.3333	48.5385	0.0202*
摂取時間	1	1	32.6667	2.1538	0.2799

　この表で重要な部分は、2つの因子（栄養食品と摂取時間）の F 値と p 値です。平方和に示されている栄養食品と摂取時間の数値をそれぞれの自由度で割ったものを平均平方といい、この平均平方と表 4.3 の誤差の平均平方の比が F 値です。

$$栄養食品の \bm{F} 値 = \frac{栄養食品の平均平方}{誤差の平均平方} = \frac{1472.3333/2}{15.167} = 48.5385$$

$$摂取時間の \bm{F} 値 = \frac{摂取時間の平均平方}{誤差の平均平方} = \frac{32.6667/1}{15.167} = 2.1538$$

この F 値をもとに、p 値が計算されます。

$$栄養食品の p 値 = 0.0202$$
$$摂取時間の p 値 = 0.2799$$

p 値は有意水準（通常 0.05）と比較され、この値より小さいときに、有意（すなわち、効果あり）と判定されます。このような場合、「5％水準で有意である」といいます。

分析の結果から、栄養食品は有意であり、摂取時間は有意ではありません。つまり、栄養食品によって特性値 Y の平均値に差があると判断され、摂取時間については差があるとはいえないと判断されます。

【JMP の手順】

手順 ① データの入力

次のようにデータを入力します。

「摂取時間」のデータ入力は、「B1／B2」でも「朝／夜」でもどちらでも良いです。ここでは、「B1」「B2」と入力し、「B1＝朝」「B2＝夜」という値ラベルをつけています。

手順 2 繰り返しのない二元配置分散分析の実行

メニューから［分析］＞［モデルのあてはめ］を選択します。

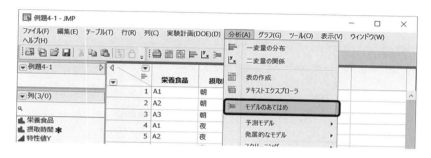

［モデルのあてはめ］ウィンドウが現れるので、

　　　［Y］　　→「特性値Y」

　　　［追加］→「栄養食品」「摂取時間」

と設定して、［実行］ボタンをクリックすると、表4.2、表4.3、表4.4の結果が得られます。

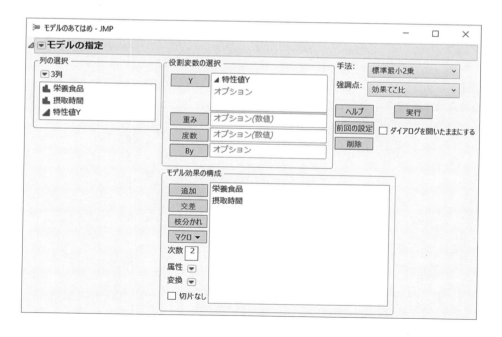

　[応答 特性値 Y] レポートの出力結果の ▼ をクリックし、[因子プロファイル] ＞ [プロファイル] を選択すると、図 4.3 の結果が得られます。

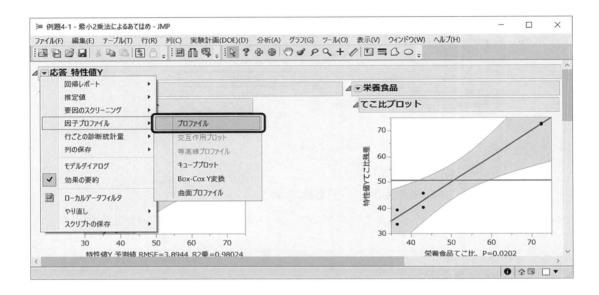

　（注）図 4.3 のグラフは、平均値の違いを見るのには有効ですが、外れ値の有無やばらつきの違いを見るのには不適切です。外れ値やばらつきを見るには、ドットプロットを使うと良いでしょう。

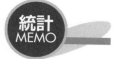

統計MEMO ■ 繰り返しのない二元配置と交互作用 ■■■■■■■■■

繰り返しのない二元配置は「交互作用がない」という意味ではありません。交互作用があるかないかを「確認できない」という意味です。

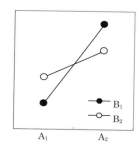

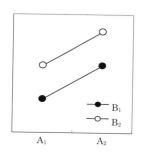

本当は右の図のようになっているのに、誤差によって A_2B_2 の値が低くなって左の図のようになっているのか、組合せ効果（交互作用）によって左の図のようになっているのかを判断することができないのです。

なお、交互作用があるにもかかわらず、繰り返しのない二元配置実験を行うと、交互作用がすべて誤差に含まれてしまい、誤差が大きくなります。誤差が大きくなると、実験で取り上げた因子の効果は有意になりにくくなります。

1-3 ◉ 母平均の推定

例題４－１の分析の結果から、栄養食品によって特性値Ｙに差があるという結論が得られました。このとき、栄養食品と摂取時間のどの水準の組み合わせが最も特性値Ｙが高くなるかを検討するために、特性値Ｙの母平均を推定します。

■推定結果

この例題における特性値Ｙの母平均を推定すると、次のような結果が得られます。

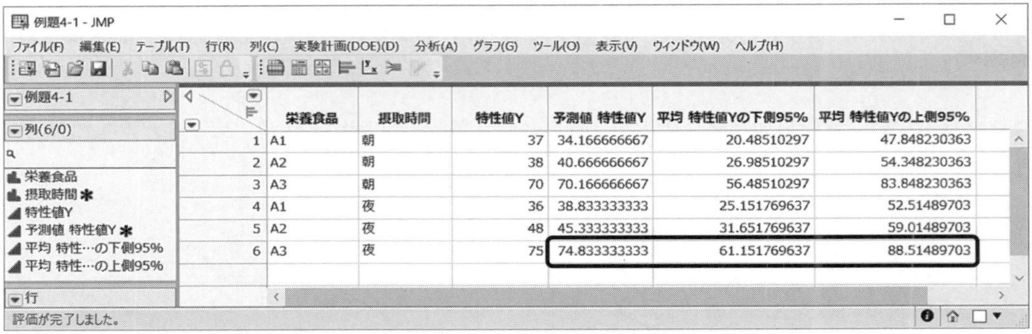

	栄養食品	摂取時間	特性値Y	予測値 特性値Y	平均 特性値Yの下側95%	平均 特性値Yの上側95%
1	A1	朝	37	34.166666667	20.48510297	47.848230363
2	A2	朝	38	40.666666667	26.98510297	54.348230363
3	A3	朝	70	70.166666667	56.48510297	83.848230363
4	A1	夜	36	38.833333333	25.151769637	52.51489703
5	A2	夜	48	45.333333333	31.651769637	59.01489703
6	A3	夜	75	74.833333333	61.151769637	88.51489703

図 4.4　特性値Ｙの母平均の推定結果

推定の結果は、データテーブルに出力されます。

データテーブルは、２つの因子（栄養食品、摂取時間）を組み合わせた母平均の推定値です。この結果から、A_3と夜（B_1）の組合せが最も特性値Ｙが高い条件であることがわかります。このとき、特性値Ｙの母平均の点推定値は 74.8 です。

なお、この組合せにおける特性値Ｙの区間推定値（95%信頼区間）は 61.15～88.51 です。ただし、朝と夜の差は有意ではないので、A_3だけの母平均を推定することも考えられます。

【JMP の手順】

手順 1 推定値の出力

［応答 特性値 Y］レポートの出力結果の▼をクリックし、［列の保存］＞［予測値］、
［平均の信頼区間］をそれぞれ選択すると、図 4.4 の結果が得られます。

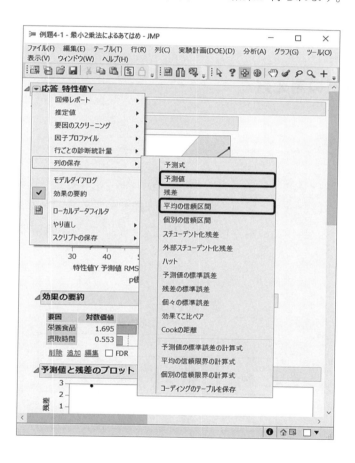

§2 繰り返しのある二元配置分散分析

▶ 交互作用の有無を判断する

2-1 ● 解析の考え方

例題 4-2

　例題 4−1 では、3 通りの栄養食品（A_1、A_2、A_3）と 2 通りの摂取時間（朝、夜）で実験が行われていた。ここで、6 つの条件（3 通りの栄養食品×2 通りの摂取時間）にラット 2 匹ずつを無作為に割り付けて実験を行った。その実験結果が以下のデータ表である。

表 4.5　データ表

栄養食品

		A_1	A_2	A_3
摂取時間	朝	36 41	40 39	68 73
	夜	34 37	50 52	73 70

ここで検証したいことは、3つの栄養食品と2通りの摂取時間における特性値 Y の平均値に差があるかどうかです。さらに、データに繰り返しがあるので、栄養食品と摂取時間との組合せ効果、すなわち、交互作用（A×B と表示する）があるかどうかも検証します。

　例題4－1では同一条件で1回だけ実験が行われていたのに対して、この例題4－2では、同一条件で2回ずつ実験が行われています。例題4－1のように同一条件での実験が1回だけの場合を「繰り返しのない二元配置実験」と呼んだのに対して、例題4－2のように同一条件で2回以上の実験が行われる場合を「繰り返しのある二元配置実験」と呼びます。

■変動の分解

　繰り返しのあるケースの場合には、交互作用による変動と誤差による変動を区別することができるので、データ全体のばらつき（全変動）を

> ① 因子 A による変動
> ② 因子 B による変動
> ③ 因子 A と B の組合せによる変動

に分解することができます。すなわち、

$$全変動　=　① + ② + ③ + 誤差$$

となります。

　なお、一元配置分散分析と同様に等分散性を確認する必要があります。

■検定の仮説

　繰り返しのある二元配置分散分析では、以下の帰無仮説 H_0 を設定します。

> 帰無仮説 H_0：因子 A における各水準の母平均は等しい（A の主効果はない）
> 　　　　　　　因子 B における各水準の母平均は等しい（B の主効果はない）
> 　　　　　　　因子 A と B の組合せ効果はない　　　　（交互作用はない）

2-2 ◉ 繰り返しのある二元配置分散分析の実際

■解析結果

例題4−2のデータに二元配置分散分析を適用すると、次のような結果が得られます。

【1】データのグラフ化

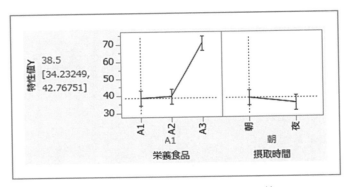

図4.5　因子ごとの特性値Yの平均値

図4.5から、栄養食品間で特性値Yに違いがあり、摂取時間は特性値Yに大きな違いがないことが視覚的にわかります。

また、図4.6は、栄養食品 A_1 においては朝のほうが特性値Yが最も高いのに対して、栄養食品 A_2、A_3 においては夜のほうが特性値Yが最も高いことから、交互作用がありそうなことがうかがえます。

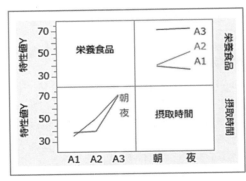

図4.6　因子を組み合わせた特性値Yの平均値

【2】要約統計量

表 4.6　因子ごとの特性値 Y の統計量

最小2乗平均表				最小2乗平均表			
水準	最小2乗平均	標準誤差	平均	水準	最小2乗平均	標準誤差	平均
A1	37.000000	1.2332207	37.0000	朝	49.500000	1.0069205	49.5000
A2	45.250000	1.2332207	45.2500	夜	52.666667	1.0069205	52.6667
A3	71.000000	1.2332207	71.0000				

　表 4.6 は栄養食品と摂取時間の水準ごとの統計量が示されています。平均値から、栄養食品は A_3、A_2、A_1 の順で特性値 Y が高く、摂取時間は夜のほうが朝よりも特性値 Y が高いことがわかります。

表 4.7　因子を組み合わせた特性値 Y の統計量

最小2乗平均表		
水準	最小2乗平均	標準誤差
A1,朝	38.500000	1.7440375
A1,夜	35.500000	1.7440375
A2,朝	39.500000	1.7440375
A2,夜	51.000000	1.7440375
A3,朝	70.500000	1.7440375
A3,夜	71.500000	1.7440375

　表 4.7 は栄養食品と摂取時間を組み合わせた水準ごとの統計量が示されています。栄養食品 A_1 では、朝のほうが夜よりも特性値 Y の平均値が高く、栄養食品 A_2 と A_3 では、夜のほうが朝よりも特性値 Y の平均値が高くなっています。栄養食品と摂取時間の組合せによって特性値 Y の平均値のパターンに相違が見られるため交互作用がありそうなことがわかります。

【３】分散分析

①分散分析表

表 4.8　分散分析表

分散分析					
要因	自由度	平方和	平均平方	F値	
モデル	5	2658.4167	531.683	87.4000	
誤差	6	36.5000	6.083	p値(Prob>F)	
全体(修正済み)	11	2694.9167		<.0001*	

この結果では、p 値（＜0.0001）が 0.05 より小さいので、この結果は有意であると考えます。これにより、このモデルは意味があることがわかります。

②効果の検定

表 4.9　効果の検定

効果の検定					
要因	パラメータ数	自由度	平方和	F値	p値(Prob>F)
栄養食品	2	2	2516.1667	206.8082	<.0001*
摂取時間	1	1	30.0833	4.9452	0.0678
栄養食品*摂取時間	2	2	112.1667	9.2192	0.0148*

最初に栄養食品と摂取時間の交互作用（栄養食品×摂取時間）から確認します。交互作用の F 値は 9.2192 で p 値は 0.0148 となっており、有意です。つまり、栄養食品と摂取時間の組合せ効果（交互作用）があるといえます。

交互作用が有意のときには、各因子のどの水準の母平均に差があるかを見ても意味がありません。このようなときには、因子ごとに他方の因子のどの水準間に差があるかを確認します。

【JMP の手順】

手順 1 データの入力

次のようにデータを入力します。

手順 2 繰り返しのある二元配置分散分析の実行

メニューから［分析］＞［モデルのあてはめ］を選択します。

［ モデルのあてはめ ］ウィンドウが現れるので、

　　　［ Ｙ ］　　→「 特性値 Ｙ 」

　　　［ 追加 ］→「 栄養食品 」「 摂取時間 」

　　　［ 交差 ］→「 栄養食品 ＊ 摂取時間 」

と設定して、［ 実行 ］ボタンをクリックすると、表 4.6、表 4.7、表 4.8、表 4.9 の結果が得られます。

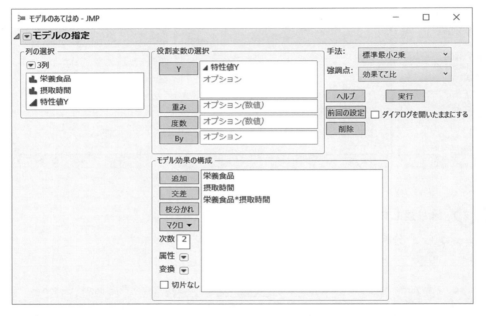

(注)「 栄養食品 ＊ 摂取時間 」の設定は、［ 列の選択 ］で「 栄養食品 」と「 摂取時間 」を複数選択した状態で、［ 交差 ］ボタンをクリックします。

手順 ③ 　分析オプションの選択

　［ 応答 特性値 Ｙ ］レポートの出力結果の ▼ をクリックし、［ 因子プロファイル ］＞［ プロファイル ］、［ 交互作用プロット ］をそれぞれ選択すると、図 4.5、図 4.6 の結果が得られます。

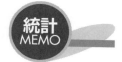

　右のデータは、因子 A が 3 水準、因子 B が 4 水準で、繰り返しが 2 回の二元配置分散分析です。A を母数因子、B を変量因子とします。

　この分析結果は、次のような分散分析表になります。

因子 A	因子 B	特性値
1	1	11
1	1	12
1	2	23
1	2	22
1	3	13
1	3	14
1	4	11
1	4	15
2	1	14
2	1	16
2	2	11
2	2	16
2	3	11
2	3	17
2	4	12
2	4	13
3	1	19
3	1	22
3	2	24
3	2	25
3	3	26
3	3	27
3	4	22
3	4	23

JMP による分析結果

要因	平方和	分子平均平方	分子自由度	F値	p値(Prob>F)
A	445.583	222.792	2	11.3204	0.0092*
B&変量効果	77.7917	25.9306	3	1.3176	0.3528
B*A&変量効果	118.083	19.6806	6	4.8694	0.0096*

　同じデータを StatWorks という統計ソフト（品質管理と実験計画法の手法が充実した定評のあるソフトウェア）で解析すると、次のように、変量因子 B の F 値（＝分散比）が異なるという結果になります。

StatWorks による分析結果

要因	平方和	自由度	分散	分散比	検定	P値(上側)
A	445.58	2	222.79	11.32	**	0.009
B	77.79	3	25.93	6.416	**	0.008
A*B	118.08	6	19.68	4.869	**	0.01
誤差	48.5	12	4.04			
計	689.96	23				

これは変量因子の F 値の計算方法の違いにより生じるものです。

　JMP の計算式　　　→　変量因子 B の F 値 ＝（B の分散）／（交互作用 A×B の分散）

　StatWorks の計算式　→　変量因子 B の F 値 ＝（B の分散）／（誤差の分散）

2-3 ● 母平均の推定

■推定結果

例題4－2の結果では、交互作用（栄養食品×摂取時間）が有意となったため、因子を組み合わせて、特性値Yにおける母平均を推定します。

①因子の組合せによる母平均の推定

表 4.10　因子の組み合せによる母平均の推定値

最小2乗平均の推定値								
栄養食品	摂取時間	推定値	標準誤差	自由度	下側95%	上側95%	算術平均	N
A1	朝	38.500000	1.7440375	6	34.232494	42.767506	38.500000	2
A1	夜	35.500000	1.7440375	6	31.232494	39.767506	35.500000	2
A2	朝	39.500000	1.7440375	6	35.232494	43.767506	39.500000	2
A2	夜	51.000000	1.7440375	6	46.732494	55.267506	51.000000	2
A3	朝	70.500000	1.7440375	6	66.232494	74.767506	70.500000	2
A3	夜	71.500000	1.7440375	6	67.232494	75.767506	71.500000	2

［最小2乗平均の推定値］テーブルには、栄養食品と摂取時間の組合せによる特性値Yの母平均の推定値が得られます。

● 摂取時間：朝

$$34.232 \leqq \mu_{A1} \leqq 42.768$$

$$35.232 \leqq \mu_{A2} \leqq 43.768$$

$$66.232 \leqq \mu_{A3} \leqq 74.768$$

● 摂取時間：夜

$$31.232 \leqq \mu_{A1} \leqq 39.768$$

$$46.732 \leqq \mu_{A2} \leqq 55.268$$

$$67.232 \leqq \mu_{A3} \leqq 75.768$$

②母平均の差の推定

表 4.11　母平均の差の推定値

栄養食品	摂取時間	-栄養食品	-摂取時間	差	標準誤差	t値	p値(Prob>|t|)	下側95%	上側95%
A1	朝	A1	夜	3.0000	2.466441	1.22	0.8162	-6.8164	12.8164
A1	朝	A2	朝	-1.0000	2.466441	-0.41	0.9978	-10.8164	8.8164
A1	朝	A2	夜	-12.5000	2.466441	-5.07	0.0168*	-22.3164	-2.6836
A1	朝	A3	朝	-32.0000	2.466441	-12.97	0.0001*	-41.8164	-22.1836
A1	朝	A3	夜	-33.0000	2.466441	-13.38	<.0001*	-42.8164	-23.1836
A1	夜	A2	朝	-4.0000	2.466441	-1.62	0.6149	-13.8164	5.8164
A1	夜	A2	夜	-15.5000	2.466441	-6.28	0.0058*	-25.3164	-5.6836
A1	夜	A3	朝	-35.0000	2.466441	-14.19	<.0001*	-44.8164	-25.1836
A1	夜	A3	夜	-36.0000	2.466441	-14.60	<.0001*	-45.8164	-26.1836
A2	朝	A2	夜	-11.5000	2.466441	-4.66	0.0249*	-21.3164	-1.6836
A2	朝	A3	朝	-31.0000	2.466441	-12.57	0.0001*	-40.8164	-21.1836
A2	朝	A3	夜	-32.0000	2.466441	-12.97	0.0001*	-41.8164	-22.1836
A2	夜	A3	朝	-19.5000	2.466441	-7.91	0.0017*	-29.3164	-9.6836
A2	夜	A3	夜	-20.5000	2.466441	-8.31	0.0013*	-30.3164	-10.6836
A3	朝	A3	夜	-1.0000	2.466441	-0.41	0.9978	-10.8164	8.8164

すべてのペアの平均差

［すべてのペアの平均差］テーブルでは、因子の水準ごとに他方の因子のどの水準間に母平均の差があるかを評価することができます。p 値の「*」は、その水準のペアが 5％水準で有意であることをしています。

今回の例では、栄養食品を中心に結果をみると、A_2 では朝と夜が有意であることがわかります。つまり、栄養食品 A_1 と A_3 は、摂取時間の違いが特性値 Y の結果に影響を与えず、栄養食品 A_2 は、摂取時間の違いが特性値 Y の結果に影響を与えていると判断されます。

また、摂取時間を中心に結果を見ると、朝では、栄養食品 A_1 と A_3、A_2 と A_3 が有意であり、夜では、すべての栄養食品で有意差がみられます。

【JMP の手順】

手順 1 多重比較の実行

［応答 特性値 Y］レポートの出力結果の▼をクリックし、［推定値］>［多重比較］
を選択します。

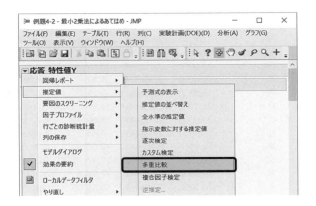

手順 2 検定の詳細設定

［多重比較］ウィンドウが現れます。

［効果の選択］では［栄養食品＊摂取時間］を選択し、
［比較の選択］では［すべてのペアの比較］を選択して、
［OK］ボタンをクリックします。

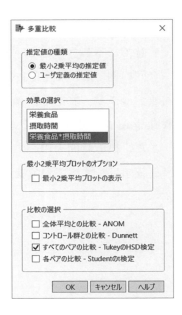

第 **5** 章

乱塊法と分割法

この章では特殊な実験計画の方法を 2 種類取り上げて解説します。通常の実験では、最良な条件を探すことを目的として因子を取り上げますが、実験誤差を小さくするために、あるいは交絡要因を防ぐために取り上げる因子もあります。このような因子をブロック因子と呼んでいて、ブロック因子を含んだデータの実験と分析の方法を紹介します。

§1 乱塊法の実験と解析

▶ ブロック因子を含んだ実験

1-1 ◉ 乱塊法による実験

例題 5-1

　3種類の薬剤（睡眠導入剤）（A_1、A_2、A_3）の効果を調べる実験を行った。測定値は内服後に寝付くまでの時間（単位は分）とした。実験では睡眠障害のある被験者8人（$W_1 \sim W_8$）に日にちを変えて、3種類の薬剤を服用してもらった。実験の結果が以下のデータ表である。なお、薬の服用順序は被験者ごとにランダムな順にしている。

表 5.1　データ表

		薬剤（睡眠導入剤）		
		A_1	A_2	A_3
	W_1	34	38	39
	W_2	45	40	45
	W_3	52	43	43
被験者	W_4	49	33	42
	W_5	43	27	37
	W_6	44	43	43
	W_7	34	29	27
	W_8	39	33	38

このデータから薬の効果（寝付くまでの時間）に差があるかどうか検討せよ。

■二元配置分散分析としての解析

　この実験における因子は薬剤の種類と被験者の２つです。したがって、見かけ上は二元配置実験となります。

　ただし、同一の被験者に対して３種類の薬剤を試していることから、２組の対応のあるデータを３組に拡張したものとなっています。

　また、実験結果に差があるかどうかに興味があるのは薬剤の種類であって、被験者に差があるかどうかはには興味がありません。被験者のほうは、人によってどの程度ばらつくのかということに興味があるのです。このような因子を**ブロック因子**と呼んでいます。そして、ブロック因子を含むような実験を**乱塊法**と呼んでいます。

　なお、薬剤の種類のように、水準間（薬剤間）の差に興味あり、かつ、実験を再現できるような因子を固定因子（母数因子）と呼んでいます。これに対して、各水準が母集団（被験者の集団）から無作為に選ばれたもので、再現性のないような因子は**変量因子**と呼んでいます。

■二元配置分散分析の結果

　最初に、薬剤の種類も被験者も固定因子として、単純に二元配置分散分析を実施すると、次のような結果が得られます。

表 5.2　分散分析表と検定結果

分散分析

要因	自由度	平方和	平均平方	F値
モデル	9	762.33333	84.7037	5.6739
誤差	14	209.00000	14.9286	p値(Prob>F)
全体(修正済み)	23	971.33333		0.0021*

効果の検定

要因	パラメータ数	自由度	平方和	F値	p値(Prob>F)
薬剤	2	2	182.33333	6.1069	0.0124*
被験者	7	7	580.00000	5.5502	0.0032*

これにより、薬剤の p 値は 0.0124 で、薬剤は有意です。このことから、各薬剤の母平均には差があることがわかります。また、被験者の p 値は 0.0032 で、被験者も有意です。

■乱解法の解析結果

被験者をブロック因子（変量因子）として解析すると、次のような結果が得られます。

表 5.3　固定効果の検定

固定効果の検定					
要因	パラメータ数	自由度	分母自由度	F値	p値(Prob>F)
薬剤	2	2	14	6.1069	0.0124*

これにより、薬剤の p 値は 0.0124 で、薬剤は有意です。この結果は先に示した単純な二元配置の結果と一致します。

一方、被験者を変量因子とすると、被験者の違いによるばらつきの大きさを求めることができます。

表 5.4　REML 法による分散成分推定値

REML法による分散成分推定値							
変量効果	分散比	分散成分	標準誤差	95%下側	95%上側	Wald p値	全体に対する百分率
被験者	1.5167464	22.642857	14.882329	-6.525972	51.811686	0.1281	60.266
残差		14.928571	5.6424696	8.0018537	37.130959		39.734
合計		37.571429	15.234704	19.392135	101.5168		100.000

　-2対数尤度＝　136.79667019
注:「合計」は、分散成分のうち、正のものだけを足した和です。
負の推定値も含めた合計＝　37.571429

被験者の違いによる分散は 22.642857 であることがわかります。

【JMPの手順】

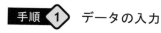 **手順 1** データの入力

次のようにデータを入力します。

	薬剤	被験者	時間
1	A1	W1	34
2	A1	W2	45
3	A1	W3	52
4	A1	W4	49
5	A1	W5	43
6	A1	W6	44
7	A1	W7	34
8	A1	W8	39
9	A2	W1	38
10	A2	W2	40
11	A2	W3	43
12	A2	W4	33
13	A2	W5	27
14	A2	W6	43
15	A2	W7	29
16	A2	W8	33
17	A3	W1	39
18	A3	W2	45
19	A3	W3	43
20	A3	W4	42
21	A3	W5	37
22	A3	W6	43
23	A3	W7	27
24	A3	W8	38

（JMPウィンドウのタイトル：例題5-1 - JMP。メニュー：ファイル(F) 編集(E) テーブル(T) 行(R) 列(C) 実験計画(DOE)(D) 分析(A) グラフ(G) ツール(O) 表示(V) ウィンドウ(W) ヘルプ(H)。列(3/0)：薬剤、被験者、時間。行：すべての行 24、選択されている行 0、除外されている行 0、表示しない行 0、ラベルのついた行 0）

「 薬剤 」と「 被験者 」のデータ入力は、文字と数値のどちらでも良いです。ここでは、どちらも文字で入力をしています。数値で入力したときには、尺度を名義尺度に変える必要があります。

メニューから ［ 分析 ］ ＞ ［ モデルのあてはめ ］ を選択します。

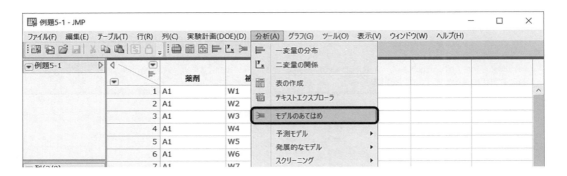

［ モデルのあてはめ ］ ウィンドウが現れるので、

　　　　［ Y ］ →「 時間 」

　　　　［ 追加 ］ →「 薬剤 」「 被験者 」

と設定します。

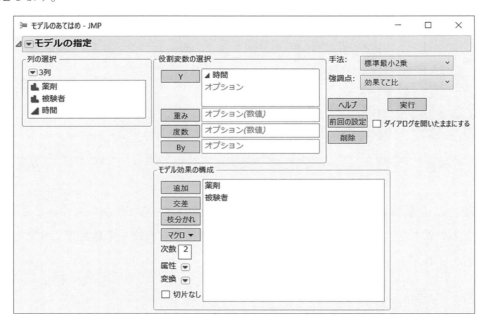

「 被験者 」を選択して、［ 属性 ］の ⏷ をクリックし、［ 変量効果 ］を選択します。
［ 実行 ］をクリックすると、表 5.3、表 5.4 の結果が得られます。

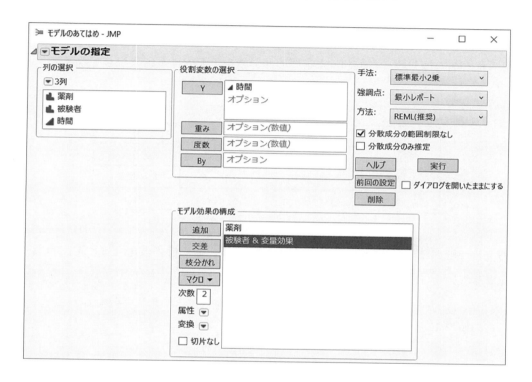

1–2 ◉ 球面性の仮定

　被験者内の因子（この例題では薬剤）の水準数が3以上のとき、正確な分散分析を実施するには、球面性の仮定が必要になります。

　いま、各水準の母分散、および、水準間の共分散を下記のように表現してみます。

表 5.5　分散共分散行列

	A_1	A_2	A_3
A_1	分散 $\sigma_1{}^2$	共分散 σ_{12}	共分散 σ_{13}
A_2	共分散 σ_{12}	分散 $\sigma_2{}^2$	共分散 σ_{23}
A_3	共分散 σ_{13}	共分散 σ_{23}	分散 $\sigma_3{}^2$

　このような行列は分散共分散行列と呼ばれています。球面性の仮定とは、下記のような条件が成立していることです。

$$\sigma_1{}^2 + \sigma_2{}^2 - 2\,\sigma_{12} = \sigma_1{}^2 + \sigma_3{}^2 - 2\,\sigma_{13} = \sigma_2{}^2 + \sigma_3{}^2 - 2\,\sigma_{23}$$

これらの値を V とすると、次のように書き換えることもできます。

$$\sigma_1{}^2 + \sigma_2{}^2 - 2\,\sigma_{12} = V$$

$$\sigma_1{}^2 + \sigma_3{}^2 - 2\,\sigma_{13} = V$$

$$\sigma_2{}^2 + \sigma_3{}^2 - 2\,\sigma_{23} = V$$

　これは2つの水準間の差の変数を考えたときに、それらの変数の分散が等しいこと、それらの変数間の相関がゼロであることと同じ話になります。

　さて、球面性の仮定は上記に示した条件が母集団に対する仮定ですので、実験により得られたデータから、球面性が成立しているかどうかを検定する必要があります。その検定とはMauchly（モークリー）の球面性の検定と呼ばれる方法です。

この検定で有意となったときには、球面性を仮定することに無理があるということになり、検定結果を修正する必要あります。修正方法としては、Greenhouse−Geisser（グリーンハウスーゲイザー）の方法と、Huynh−Feldt（ハインーフェルト）の方法が提案されています。JMPではGreenhouse−Geisserの方法はG−G調整、Huynh−Feldtの方法はH−F調整と略して表記されます。

次に例題５－１について、Mauchlyの球面性の検定結果と、修正した検定結果を示すことにします。なお、この検定を実施するためには、データを以下のように入力しておく必要があります。

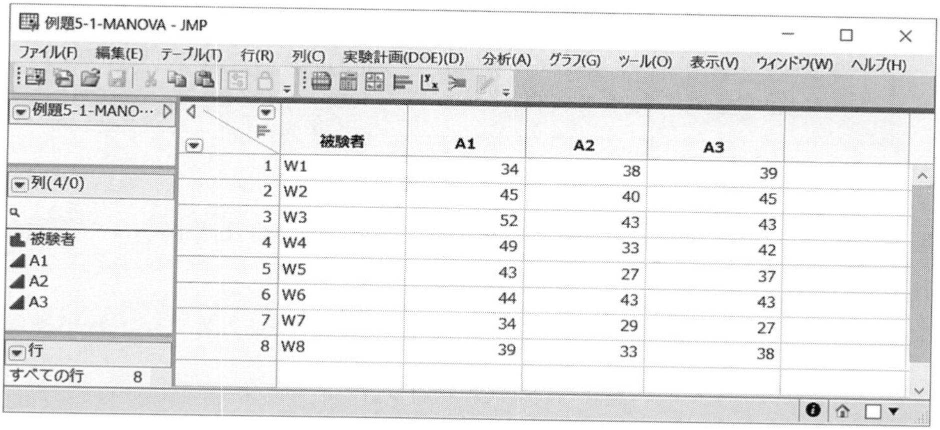

	被験者	A1	A2	A3
1	W1	34	38	39
2	W2	45	40	45
3	W3	52	43	43
4	W4	49	33	42
5	W5	43	27	37
6	W6	44	43	43
7	W7	34	29	27
8	W8	39	33	38

図 5.1　Mauchlyの球面性の検定を実行するためデータ形式

■Mauchly の球面性の検定結果

Mauchly の球面性の検定を実行すると、次のような結果が得られます。

表 5.6　Mauchly の球面性の検定

球面性の検定				
Mauchly の規準	0.6535565			
カイ2乗	2.5519581			
自由度	2			
p値(Prob>ChiSq)	0.2791575			

薬剤					
検定	値	正確なF検定	分子自由度	分母自由度	p値(Prob>F)
F検定	1.1125123	3.3375	2	6	0.1061
一変量の調整なしε=	1	6.1069	2	14	0.0124*
一変量のG-G調整ε=	0.7426973	6.1069	1.4854	10.398	0.0233*
一変量のH-F調整ε=	0.8960892	6.1069	1.7922	12.545	0.0160*

［球面性の検定］の p 値は 0.2791 で、有意ではありません。したがって、調整なしの p 値で薬剤が有意かどうかを判定することになります。

この調整なしの p 値は 0.0124 で、薬剤は有意です。この結果は先に示した単純な二元配置や乱解法の結果の p 値と一致します。

もしも［球面性の検定］で有意になったときには、Greenhouse–Geisser の方法（G–G 調整）や Huynh–Felat の方法（H–F 調整）の p 値を検討することになります。

【JMPの手順】

手順 ① データの入力

次のようにデータを入力します。

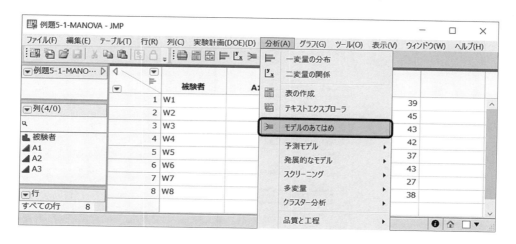

手順 ② 球面性の検定の実行

メニューから［分析］＞［モデルのあてはめ］を選択します。

［ モデルのあてはめ ］ ウィンドウが現れるので、

　　　　［ Y ］　　　→「 A1 」「 A2 」「 A3 」

　　　　［ 手法 ］ → ［ MANOVA ］

と設定し、［ 実行 ］ をクリックします。

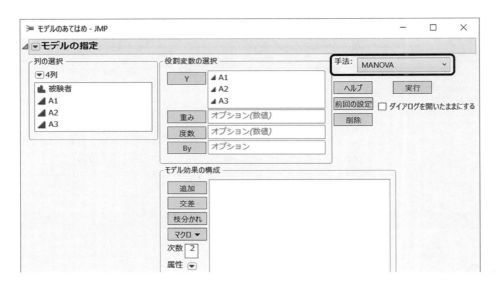

手順 **3**　分析オプションの選択

　［ MANOVA のあてはめ ］ レポートが出力されるので、［ 応答の選択 ］ をクリックし、［ 反復測定 ］ を選択します。

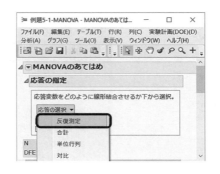

［反復測定の指定］ウィンドウが現れたら、

　　　　［Ｙ名］→「薬剤」

と入力し、［一変量検定も行う］にチェックを入れます。

　［OK］をクリックすると、表5.6の結果が得られます。

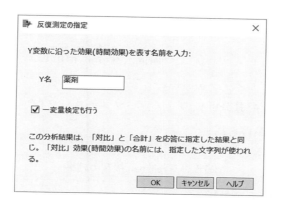

1–3 ● Friedman の検定

二元配置分散分析のノンパラメトリック法として Friedman（フリードマン）の検定があります。

■Freidman 検定の結果

「二変量の関係」プラットフォームで、「時間」を Y に指定します。「薬剤」を X に指定します。そして、「被検者」をブロックに指定してください。そして、実行します。

「薬剤による時間の一元配置分析」の「ノンパラメトリック」から「Freidman 順位検定」を選ぶと次のような結果が得られます。

表 5.7　Freidman 検定の結果

Friedman順位検定					
水準	度数	スコア和	スコアの期待値	スコア平均	（平均-平均0)/標準偏差0
A1	8	21.500	16.000	2.68750	2.449
A2	8	11.000	16.000	1.37500	-2.226
A3	8	15.500	16.000	1.93750	-0.223

一元配置検定(カイ2乗近似)		
カイ2乗	自由度	p値(Prob>ChiSq)
7.6552	2	0.0218*

p 値 = 0.0218 で、薬剤は有意であるという結論が得られます。

（注）この検定の後にノンパラメトリックの多重比較を行うときには、ペアごとに「Wilcoxon の符号付順位検定」を実施して、得られた p 値をボンフェローニの補正で調整する（p 値 × 検定を実施した回数）とよいでしょう。

JMP MEMO

　Freidman 検定は次のようにしても実行できます。まずは、被験者ごとに薬剤に順位を付けて、順位値に変換します。次頁の図 5.2 を参照してください。次に時間の測定尺度を順序尺度に変更します。そして、「二変量の関係」プラットフォームで、「時間」を Y に指定し、「薬剤」を X に指定します。さらに、「被検者」をブロックに指定して実行します。二変量の解析が行われて、Cochran–Mantel–Haenszel 検定も実行されます。

表 5.8　Cochran–Mantel–Haenszel 検定の結果

Cochran-Mantel-Haenszel検定			
層別変数: 被験者			
Cochran-Mantel-Haenszel検定	カイ2乗	自由度	p値(Prob>ChiSq)
スコアの相関	2.4828	1	0.1151
X間でのスコア比較	7.6552	2	0.0218*
Y間でのスコア比較	6.6000	4	0.1586
カテゴリの一般連関	12.4000	8	0.1342

「X 間でのスコア比較」における p 値が、Freidman 検定の p 値となります。

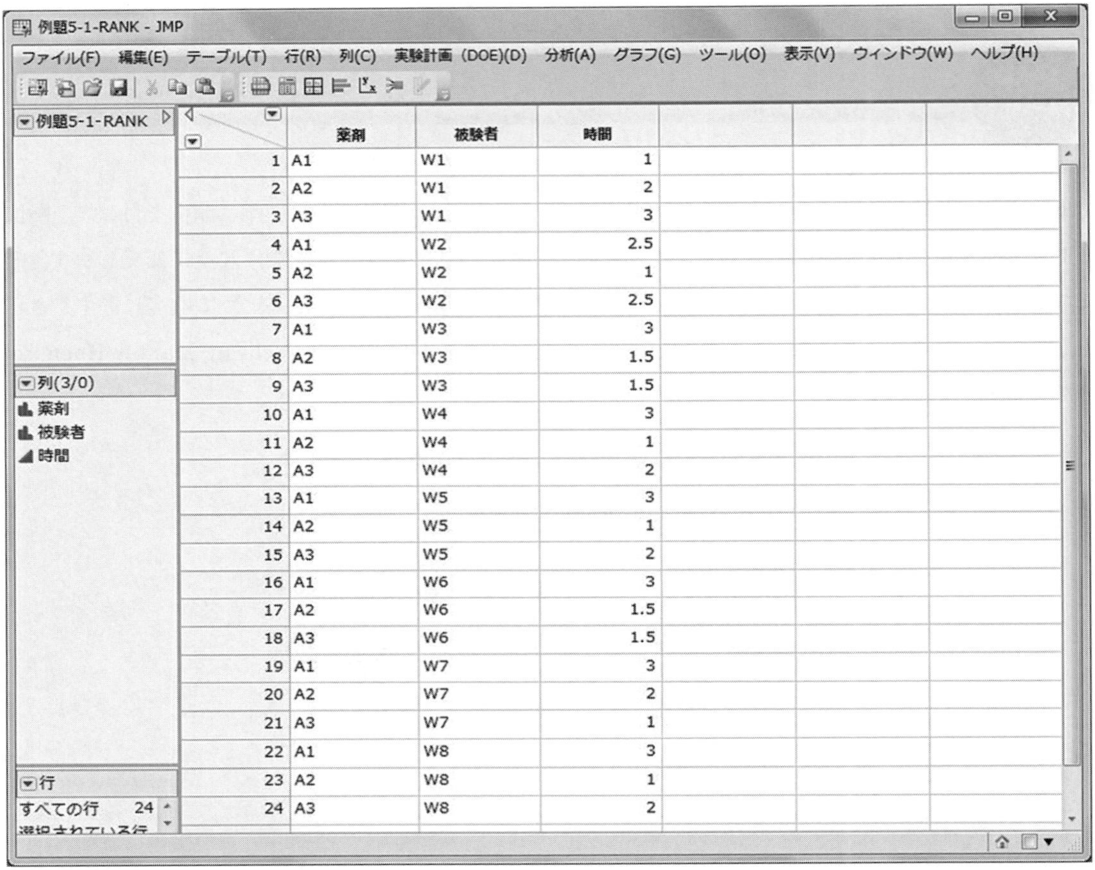

ファイル(F)　編集(E)　テーブル(T)　行(R)　列(C)　実験計画 (DOE)(D)　分析(A)　グラフ(G)　ツール(O)　表示(V)　ウィンドウ(W)　ヘルプ(H)

	薬剤	被験者	時間
1	A1	W1	1
2	A2	W1	2
3	A3	W1	3
4	A1	W2	2.5
5	A2	W2	1
6	A3	W2	2.5
7	A1	W3	3
8	A2	W3	1.5
9	A3	W3	1.5
10	A1	W4	3
11	A2	W4	1
12	A3	W4	2
13	A1	W5	3
14	A2	W5	1
15	A3	W5	2
16	A1	W6	3
17	A2	W6	1.5
18	A3	W6	1.5
19	A1	W7	3
20	A2	W7	2
21	A3	W7	1
22	A1	W8	3
23	A2	W8	1
24	A3	W8	2

例題5-1-RANK

列(3/0)
薬剤
被験者
時間

行
すべての行　24
選択されている行

図 5.2　表 5.1 のデータを順位値に変換したデータ表（被験者順）

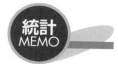

Freidman の検定について

　先の例題では、乱塊法のノンパラメトリック法という位置づけで紹介しました。乱解法は１つの因子がブロック因子になっています。仮に、どちらも母数因子というときには、因子ごとに Freidman の検定を行うことになります。

	B₁	B₂	B₃
A₁	12	23	16
A₂	18	28	19
A₃	19	32	18
A₄	22	24	17

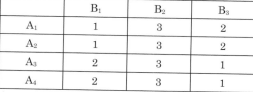

	B₁	B₂	B₃
A₁	1	3	2
A₂	1	3	2
A₃	2	3	1
A₄	2	3	1

（Aの水準ごとに順位付け）

	B₁	B₂	B₃
A₁	1	1	1
A₂	2	3	4
A₃	3	4	3
A₄	4	2	2

（Bの水準ごとに順位付け）

2-1 ● 分割法による実験

例題 5-2

　例題 5 - 1 と同様に、3 種類の薬剤（睡眠導入剤）(A_1、A_2、A_3）の効果を調べる実験を行った。ただし、性差（男を M_1、女を M_2 と表記）も調べることにし、測定値は内服後に寝付くまでの時間（単位は分）とした。実験では睡眠障害のある男女を 8 人ずつ無作為に選び、被験者には日にちを変えて、3 種類の薬剤を服用してもらうこととした。実験の結果が以下のデータ表である。なお、薬の服用順序は被験者ごとにランダムな順にしている。

表 5.9　データ表

		薬剤（睡眠導入剤）		
		A_1	A_2	A_3
M_1	W_1	34	38	39
	W_2	45	40	45
	W_3	52	43	43
	W_4	49	33	42
	W_5	43	27	37
	W_6	44	43	43
	W_7	34	29	27
	W_8	39	33	38

		薬剤（睡眠導入剤）		
		A_1	A_2	A_3
M_2	W_1	30	34	36
	W_2	40	35	41
	W_3	50	42	41
	W_4	45	31	38
	W_5	40	26	35
	W_6	45	44	40
	W_7	30	26	25
	W_8	35	30	35

このデータから薬の効果（寝付くまでの時間）および男女に差があるかどうか検討せよ。

■分割法の概要

　この実験における因子は、性別、薬剤の種類、被験者の３つです。無作為化は、性別における無作為化と薬剤における無作為化の２段階で行われていることになります。このように無作為化を分けて実施するような実験を**分割法**と呼んでいます。

表 5.10　分割法

		A_1	A_2	A_3
M_1				
M_2				

　この実験における性別と薬剤の種類は水準間の差を見ることを目的としているので、固定因子です。そして、性別は被験者により異なりますので、**被験者間因子**と呼ばれています。一方、３種類の薬剤はすべての被験者に投与されているので、**被験者内因子**と呼ばれています。固定因子として、被験者内因子と被験者間因子が存在する実験の計画が分割法ということになりますが、この計画は**混合計画**とも呼ばれています。

　被験者は変量因子です。ここでは、M_1 における W_1 から W_8 と、M_2 における W_1 から W_8 は別人ですので、添え字が同じであっても、同じ水準を表していることにはならないということに注意する必要があります。このような状態を「被験者は性別で枝分かれしている」と表現しています。

■データの入力形式

このような実験を解析するときには、JMP では以下の2つの入力形式が考えられます。

表5.11　データの入力形式

（入力形式①）

性別	被験者	A1	A2	A3
M1	W1	34	38	39
M1	W2	45	40	45
M1	W3	52	43	43
M1	W4	49	33	42
M1	W5	43	27	37
M1	W6	44	43	43
M1	W7	34	29	27
M1	W8	39	33	38
M2	W1	30	34	36
M2	W2	40	35	41
M2	W3	50	42	41
M2	W4	45	31	38
M2	W5	40	26	35
M2	W6	45	44	40
M2	W7	30	26	25
M2	W8	35	30	35

例題5－2のような分割法による解析を行うときには、入力形式②によるデータの入力が要求されます。

また、枝分かれしているという情報をダイアログボックス内で指定する必要があります。

（入力形式②）

性別	被験者	薬剤	時間
M1	W1	A1	34
M1	W1	A2	38
M1	W1	A3	39
M1	W2	A1	45
M1	W2	A2	40
M1	W2	A3	45
M1	W3	A1	52
M1	W3	A2	43
M1	W3	A3	43
M1	W4	A1	49
M1	W4	A2	33
M1	W4	A3	42
M1	W5	A1	43
M1	W5	A2	27
M1	W5	A3	37
M1	W6	A1	44
M1	W6	A2	43
M1	W6	A3	43
M1	W7	A1	34
M1	W7	A2	29
M1	W7	A3	27
M1	W8	A1	39
M1	W8	A2	33
M1	W8	A3	38
M2	W1	A1	30
M2	W1	A2	34
M2	W1	A3	36
M2	W2	A1	40
M2	W2	A2	35
M2	W2	A3	41
M2	W3	A1	50
M2	W3	A2	42
M2	W3	A3	41
M2	W4	A1	45
M2	W4	A2	31
M2	W4	A3	38
M2	W5	A1	40
M2	W5	A2	26
M2	W5	A3	35
M2	W6	A1	45
M2	W6	A2	44
M2	W6	A3	40
M2	W7	A1	30
M2	W7	A2	26
M2	W7	A3	25
M2	W8	A1	35
M2	W8	A2	30
M2	W8	A3	35

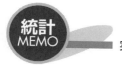
運動の種類と薬剤の種類を因子とする二元配置実験を計画するとしましょう。このとき、被験者をどのように割り付けるかにより、次の3通りが考えられます。

完全無作為法

	運動1	運動2
薬剤1	被験者1	被験者7
	被験者2	被験者8
	被験者3	被験者9
薬剤2	被験者4	被験者10
	被験者5	被験者11
	被験者6	被験者12

（被験者12人）

乱塊法

	運動1	運動2
薬剤1	被験者1	被験者1
	被験者2	被験者2
	被験者3	被験者3
薬剤2	被験者1	被験者1
	被験者2	被験者2
	被験者3	被験者3

（被験者3人）

分割法

	運動1	運動2
薬剤1	被験者1	被験者1
	被験者2	被験者2
	被験者3	被験者3
薬剤2	被験者4	被験者4
	被験者5	被験者5
	被験者6	被験者6

（被験者6人）

2-2 ◉ 分割法の解析結果

　被験者をブロック因子（変量因子）、かつ、性別内で枝分かれしている分割法として解析すると、次のような結果が得られます。

【1】分散分析表

表 5.12　固定効果の検定

固定効果の検定					
要因	パラメータ数	自由度	分母自由度	F値	p値(Prob>F)
性別	1	1	14	1.0032	0.3335
薬剤	2	2	28	11.0953	0.0003*
性別*薬剤	2	2	28	0.0566	0.9451

　薬剤の p 値は 0.0003 で、薬剤は有意です。薬剤間で効果に差があることがわかります。性別の p 値は 0.3335 で有意ではありません。男女差はこの実験からは見られなかったということになります。性別と薬剤の交互作用の p 値は 0.9451 で有意ではありません。性別によって薬の効果の出方が異なるという傾向は見られないという結果になりました。

【2】母平均の区間推定

表 5.13　薬剤の母平均の区間推定

薬剤				
最小2乗平均表				
水準	最小2乗平均	標準誤差	下側95%	上側95%
A1	40.937500	1.5758359	37.678712	44.196288
A2	34.625000	1.5758359	31.366212	37.883788
A3	37.812500	1.5758359	34.553712	41.071288

　寝付くまでの時間は A_2 が最も短く、平均で 31 分〜37 分と推定されます。

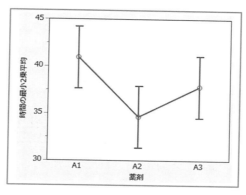

図 5.3　母平均プロット

※この他に男女ごとの母平均、男女と薬剤を組み合わせた母平均も推定できますが、本例題においては、性別と交互作用は有意でないので行っていません。

【3】多重比較

表 5.14　Tukey の HSD 検定

最小2乗平均差のTukeyのHSD検定			
a= 0.050　Q= 2.47429			
		最小2乗平均[j]	
平均[i]-平均[j] 差の標準誤差 差の下側信頼限界 差の上側信頼限界	A1	A2	A3
A1	0	6.3125	3.125
	0	1.34006	1.34006
	0	2.9968	-0.1907
	0	9.6282	6.4407
A2	-6.3125	0	-3.1875
	1.34006	0	1.34006
	-9.6282	0	-6.5032
	-2.9968	0	0.1282
A3	-3.125	3.1875	0
	1.34006	1.34006	0
	-6.4407	-0.1282	0
	0.1907	6.5032	0

水準		最小2乗平均
A1	A	40.937500
A3	A B	37.812500
A2	B	34.625000

同じ文字で接続されていない水準には有意差があります。

どの薬剤間に効果の差があるのかを見ると、寝付くまでの時間が最も短い値を示している A_2 と A_3 の差の信頼限界がマイナスからプラスの区間になっています。つまり、0を含んでいますので、有意な差が見られないことがわかります。

【4】 母分散の区間推定

被験者によるばらつきの大きさを推定すると、以下のようになります。

表 5.15　母分散の区間推定

REML法による分散成分推定値

変量効果	分散比	分散成分	標準誤差	95%下側	95%上側	Wald p値	全体に対する百分率
被験者[性別]	1.765693	25.366071	11.469061	2.8871259	47.845017	0.0270*	63.843
残差		14.366071	3.8394941	9.0472973	26.277349		36.157
合計		39.732143	11.681321	24.03223	77.997464		100.000

-2対数尤度＝　277.90652995
注：「合計」は、分散成分のうち、正のものだけを足した和です。
負の推定値も含めた合計＝　39.732143

被験者によるばらつきの大きさを分散で表すと、2.887～47.845 と推定されます。

【JMPの手順】

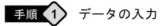 **手順 1**　データの入力

次のようにデータを入力します（p. 138 の入力形式②と同様）。

		性別	被験者	薬剤	時間	
1	M1	W1	A1	34	
2	M1	W1	A2	38	
3	M1	W1	A3	39	
4	M1	W2	A1	45	
5	M1	W2	A2	40	
6	M1	W2	A3	45	
7	M1	W3	A1	52	
8	M1	W3	A2	43	
9	M1	W3	A3	43	
10	M1	W4	A1	49	
11					

メニューから［分析］＞［モデルのあてはめ］を選択します。

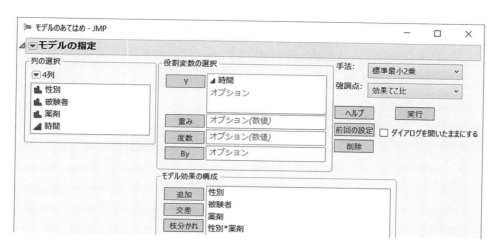

［モデルのあてはめ］ウィンドウが現れるので、

　　　　［Y］　　→「時間」

　　　　［追加］→「性別」「被験者」「薬剤」

　　　　［交差］→「栄養食品＊摂取時間」

と設定します。

（注）交互作用「性別＊薬剤」の設定は、［列の選択］ボックス内の「性別」「薬剤」とを複数選択
　　した状態で、［交差］ボタンをクリックします。

この例題では、被験者をブロック因子（変量因子）で、かつ、性別内で枝分かれしている分割法として解析するので、モデル効果の構成ボックスに投入した被験者を次のように設定します。

最初に、枝分かれの設定を行います。
［ モデル効果の構成 ］ボックス内の ［ 被験者 ］ と、［ 列の選択 ］ ボックス内の ［ 性別 ］を複数選択し、［ 枝分かれ ］ ボタンをクリックします。

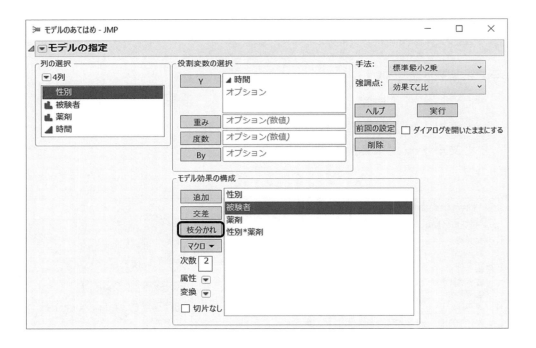

次に、ブロック因子（変量因子）の設定を行います。

[モデル効果の構成] ボックス内の「 被験者 [性別] 」を選択します。
[属性] の▼をクリックし、[変量効果] を選択します。

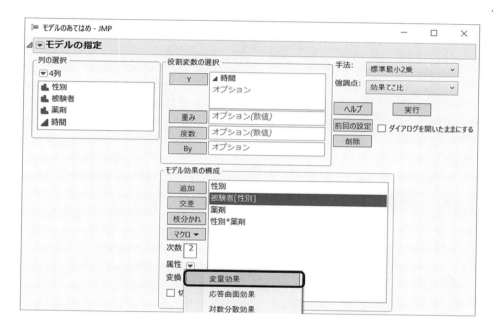

[実行] をクリックすると、表 5.11、表 5.14 の結果が得られます。

手順 3 分析オプションの選択

母平均の区間推定結果を表示します。

[応答 時間] レポートの [効果の詳細] の▷をクリックして結果を表示します。
[薬剤] の [最小 2 乗平均表] の任意の箇所を右クリックし、[列] ＞ [下限 95%]、
[上限 95%] をそれぞれ選択すると、表 5.12 の結果が得られます。

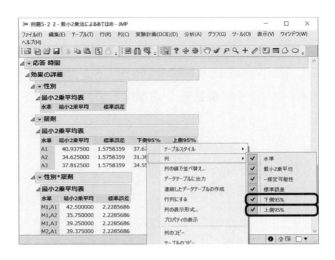

　［薬剤］の▼をクリックし、［最小 2 乗平均プロット］、［最小 2 乗平均の Tukey の HSD 検定］をそれぞれ選択すると、図 5.3、表 5.13 の結果が得られます。

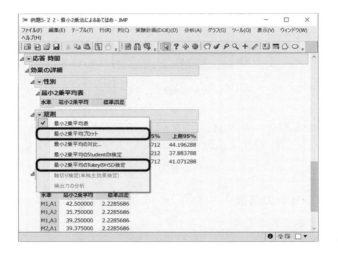

第 **6** 章

反復測定・経時測定の解析

この章では実験に参加した被験者について、同一人物から2回以上の測定を繰り返したときのデータの分析方法を解説します。測定が繰り返される状況を反復測定と呼んでいます。反復測定のデータを分析するときには、第5章で紹介した乱塊法や、第7章で紹介する多変量分散分析と呼ばれる方法が使われます。

§1 被験者内因子
▶ 同一被験者について複数回の測定値がある解析

1-1 ● 乱塊法による実験

例題 6-1

健康食品メーカー Z 社では新商品を開発している。その新商品を摂取することによって総コレステロール値に影響があるかを確認するために、消費者モニターの中から、被験者として 10 名を無作為に選び、14 日間、その新商品を摂取させた。被験者 10 名に対し、新商品の摂取前と摂取 7 日後と 14 日後の総コレステロール値を示したものが以下のデータ表である。

表 6.1 データ表

被験者	摂取前	7 日後	14 日後
A	230	221	219
B	250	248	219
C	202	194	192
D	148	145	143
E	214	212	199
F	198	195	187
G	196	203	183
H	243	238	234
I	209	208	204
J	204	202	198

この例題は、同一被験者に対して、摂取前と7日後と14日後の総コレステロール値を測定しています。実験や調査において、同じ人や動物から3時点以上のデータを測定することがよくあり、このようなデータに対しては反復測定の解析が必要になります。

　反復測定データの解析として、次の2つのアプローチがあります。

（1）乱塊法の分散分析による解析（被験者は変量因子）
（2）球面性を仮定した解析

　反復測定によるデータは独立したデータの分析と比べると、少ない人数を対象にデータを測定すれば良いので、個人の違いによる散らばり（変動）を誤差と分離することができ、このため、検討したい因子に焦点をあてた分析を実施することが可能となります。時点を示す因子を**被験者内因子**と呼びます。

　反復測定による分散分析では、比較したい水準間での測定値の変化量（この変化量のことを**対比**と呼ぶ）がゼロかどうかの検定を実施することになります。

■**解析結果**

【1】**データのグラフ化**

　乱塊法の解析の前に、データをグラフ化します。この例題は、対応のあるデータなので、被験者と時点の対応がとれるようなグラフを作成するのが良いでしょう。

　以下に、被験者ごとの総コレステロール値のグラフと水準（時点）ごとの総コレステロール値のグラフを示します。

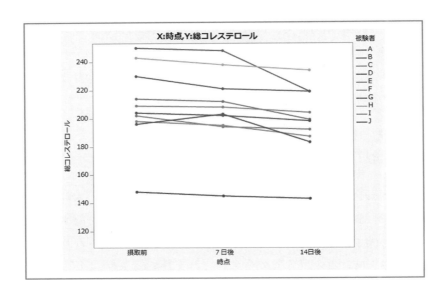

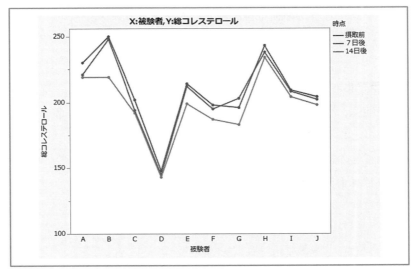

図 6.1　データのグラフ化

(注) [グラフ] ＞ [グラフビルダー] から作成します。

【２】乱塊法の分散分析結果

①固定因子（時点）の検定結果

表 6.2　変量効果を考慮した検定

固定効果の検定					
要因	パラメータ数	自由度	分母自由度	F値	p値(Prob>F)
時点	2	2	18	13.6490	0.0002*

　時点の p 値は 0.0002 で有意です。摂取前、7 日後、14 日後で総コレステロール値の平均値に違いがあることがわかります。

②母平均の区間推定

表 6.3　時点ごとの母平均の区間推定

最小2乗平均表				
水準	最小2乗平均	標準誤差	下側95%	上側95%
摂取前	209.40000	8.6213344	190.03686	228.76314
7日後	206.60000	8.6213344	187.23686	225.96314
14日後	197.80000	8.6213344	178.43686	217.16314

　総コレステロール値の平均値は 209.4 → 206.6 → 197.8 と減少していることがわかります。また、14 日後の総コレステロール値の母平均は 178.437〜217.163 と推定されます。

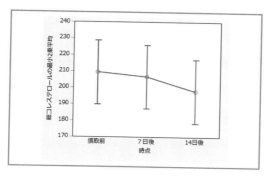

図 6.2　母平均プロット

③多重比較

表 6.4　Tukey の HSD 検定

最小2乗平均差のTukeyのHSD検定

α= 0.050　Q= 2.55216

平均[i]-平均[j] 差の標準誤差 差の下側信頼限界 差の上側信頼限界	最小2乗平均[j]		
	摂取前	7日後	14日後
摂取前	0	2.8	11.6
	0	2.31709	2.31709
	0	-3.1136	5.68642
	0	8.71358	17.5136
7日後	-2.8	0	8.8
	2.31709	0	2.31709
	-8.7136	0	2.88642
	3.11358	0	14.7136
14日後	-11.6	-8.8	0
	2.31709	2.31709	0
	-17.514	-14.714	0
	-5.6864	-2.8864	0

（左側ラベル：最小2乗平均[i]）

水準		最小2乗平均
摂取前	A	209.40000
7日後	A	206.60000
14日後	B	197.80000

同じ文字で接続されていない水準には有意差があります。

　摂取前と 7 日後の総コレステロール値は信頼区間に 0 を含んでいるので差が見られませんが、14 日後になると差が見られることがわかります。

　14 日後の総コレステロール値は摂取前に比べると、平均値で 5.6864～17.514 ほど下がることがわかります。

④変量因子（被験者）の母分散の区間推定

表 6.5　REML 法による母分散の区間推定

REML法による分散成分推定値

変量効果	分散比	分散成分	標準誤差	95%下側	95%上側	Wald p値	全体に対する百分率
被験者	26.68819	716.42963	341.95937	46.201576	1386.6577	0.0362*	96.388
残差		26.844444	8.9481481	15.326848	58.706706		3.612
合計		743.27407	341.99839	356.81386	2386.9722		100.000

-2対数尤度＝　214.11646457

注：「合計」は、分散成分のうち、正のものだけを足した和です。
負の推定値も含めた合計＝　743.27407

被験者による総コレステロール値のばらつきは分散で 716.4296 となっています。

【JMPの手順】

手順 1　データの入力

次のようにデータを入力します。

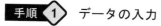

	被験者	摂取前	7日後	14日後
1	A	230	221	219
2	B	250	248	219
3	C	202	194	192
4	D	148	145	143
5	E	214	212	199
6	F	198	195	187
7	G	196	203	183
8	H	243	238	234
9	I	209	208	204
10	J	204	202	198

手順②　データ形式の変更

メニューから［テーブル］＞［列の積み重ね］を選択します。

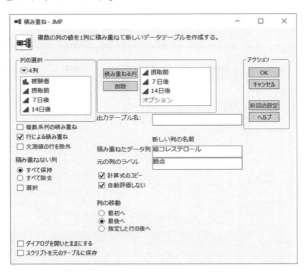

［積み重ね］ウィンドウが現れるので、

　　　　［積み重ねる列］　　　→「摂取前」「7日後」「14日後」

　　　　［積み重ねたデータ列］→「総コレステロール」

　　　　［元の列のラベル］　　→「時点」

と設定して、［OK］をクリックします。

※「時点」の値の表示順序を「接種前」、「7日後」、「14日後」に変更しておきます。

乱塊法の二元配置分散分析

メニューから［分析］＞［モデルのあてはめ］を選択します。

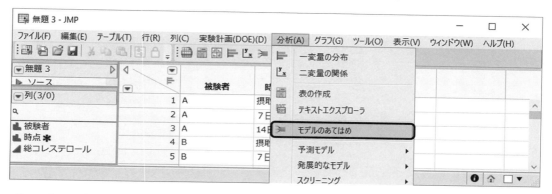

［モデルのあてはめ］ウィンドウが現れるので、

　　　　［Ｙ］　　→「総コレステロール」

　　　　［追加］→「被験者」「時点」

と設定します。

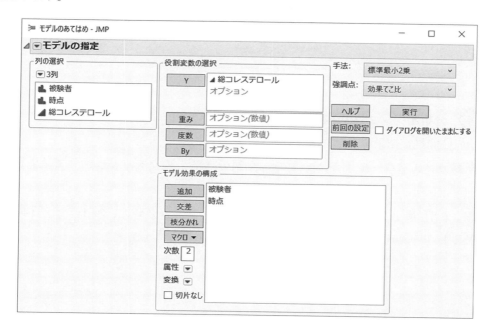

「被験者」を選択して、［属性］の 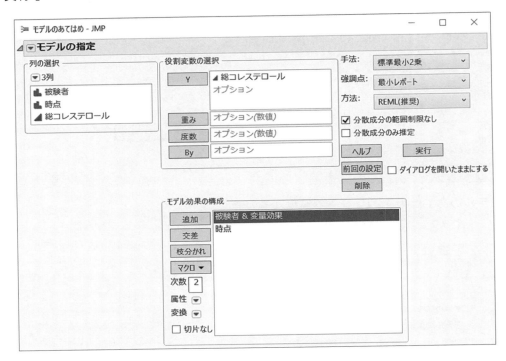 をクリックし、［変量効果］を選択します。
［実行］をクリックすると、表 6.2、表 6.5 の結果が得られます。

手順 4 分析オプションの選択

母平均の区間推定結果を表示します。

［応答 総コレステロール］レポートの［効果の詳細］の ▷ をクリックして結果を表示します。

［時点］の［最小 2 乗平均表］の任意の箇所を右クリックし、［列］＞［下限 95％］、
［上限 95％］をそれぞれ選択すると、表 6.3 の結果が得られます。

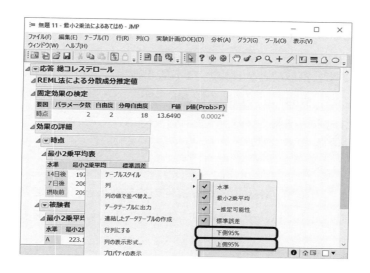

［時点］の▼をクリックし、［最小2乗平均プロット］、［最小2乗平均のTukeyのHSD
検定］をそれぞれ選択すると、図6.2、表6.4の結果が得られます。

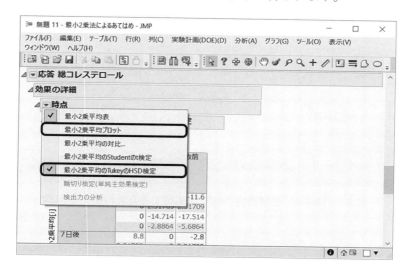

1–2 ◉ 球面性を仮定した解析

同一被験者に対して、摂取前と7日後と14日後を測定していますので、3時点のデータ間には相関があるのが一般的です。相関を配慮したデータの解析が球面性の仮定による分散分析です。なお、3時点ではなく2時点であれば、対応のある t 検定が行われますが、3時点以上のデータが測定されることもよくあり、このようなデータに対しては反復測定の解析が必要になります。

以下に例題6－1について、Mauchly の球面性の検定結果と、修正した検定結果を示します。なお、この検定のためには、データを以下のように入力しておく必要があります。

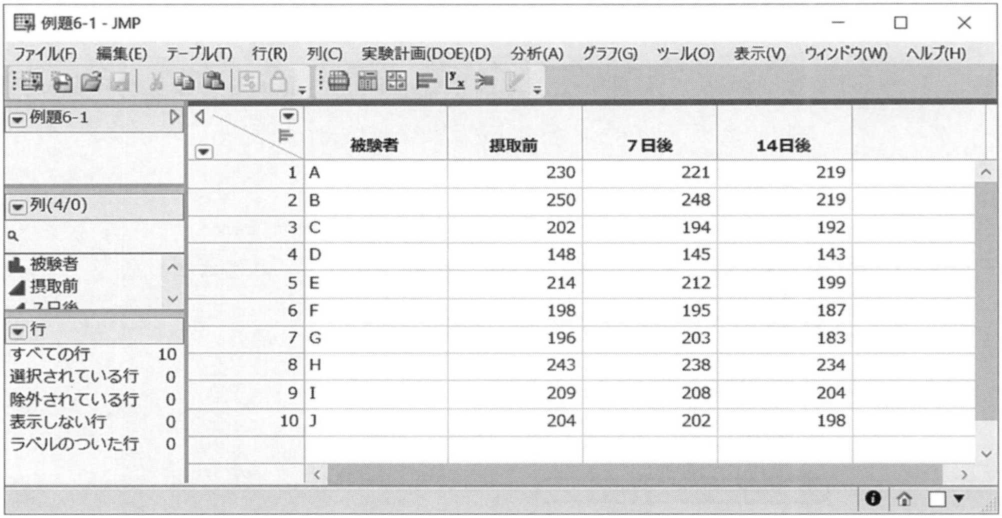

	被験者	摂取前	7日後	14日後
1	A	230	221	219
2	B	250	248	219
3	C	202	194	192
4	D	148	145	143
5	E	214	212	199
6	F	198	195	187
7	G	196	203	183
8	H	243	238	234
9	I	209	208	204
10	J	204	202	198

図 6.3 Mauchly の球面性の検定を実行するためのデータ形式

■Mauchly の球面性の検定結果

Mauchly の球面性の検定を実行すると、次のような結果が得られます。

表 6.6　Mauchly の球面性の検定

球面性の検定				
Mauchly の規準	0.5010882			
カイ2乗	5.5277848			
自由度	2			
p値(Prob>ChiSq)	0.0630459			

時点				
検定	値	正確なF検定	分子自由度	分母自由度	p値(Prob>F)
F検定	3.3523153	13.4093	2	8	0.0028*
一変量の調整なしε=	1	13.6490	2	18	0.0002*
一変量のG-G調整ε=	0.6671507	13.6490	1.3343	12.009	0.0018*
一変量のH-F調整ε=	0.7398552	13.6490	1.4797	13.317	0.0012*

球面性の検定結果は p 値＝0.063 となっており、有意ではありません。したがって、球面性は保持されていると考えることにして、［ 一変量の調整なし ］の結果を採用します。この結果は乱塊法による二元配置分散分析の結果と一致しています。

■2時点ごとの対応のある t 検定

ここで、2時点ごとの対応のある t 検定の結果を以下に記しておきます。これらの結果からも、14日後の総コレステロール値は摂取前および7日後と有意な差があることを読み取ることができます。

以下に例題6－1について、2時点ごとの対応のある t 検定結果を示すことにします。なお、この検定のためには、データを先ほどと同様の入力形式にします（図6.3）。

表 6.7　対応のある t 検定（2 時点ごと）

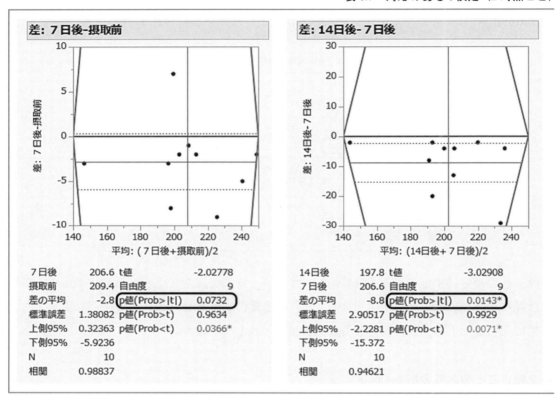

差: 7日後-摂取前				差: 14日後- 7日後		
7 日後	206.6	t 値	-2.02778	14日後	197.8	t 値	-3.02908
摂取前	209.4	自由度	9	7 日後	206.6	自由度	9
差の平均	-2.8	p値(Prob>|t|)	0.0732	差の平均	-8.8	p値(Prob>|t|)	0.0143*
標準誤差	1.38082	p値(Prob>t)	0.9634	標準誤差	2.90517	p値(Prob>t)	0.9929
上側95%	0.32363	p値(Prob<t)	0.0366*	上側95%	-2.2281	p値(Prob<t)	0.0071*
下側95%	-5.9236			下側95%	-15.372		
N	10			N	10		
相関	0.98837			相関	0.94621		

① 摂取前と 7 日後

② 7 日後と 14 日後

③ 摂取前と 14 日後

の 3 通りの 2 時点ごとに対応のある検定を行っています。

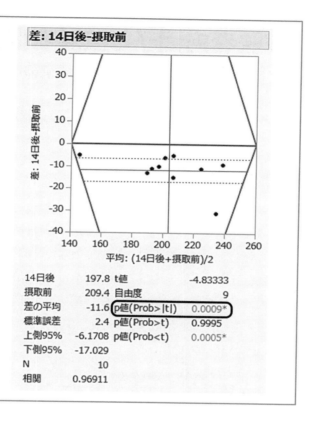

差: 14日後-摂取前

14日後	197.8	t値	-4.83333
摂取前	209.4	自由度	9
差の平均	-11.6	p値(Prob>|t|)	0.0009*
標準誤差	2.4	p値(Prob>t)	0.9995
上側95%	-6.1708	p値(Prob<t)	0.0005*
下側95%	-17.029		
N	10		
相関	0.96911		

①の p 値 → 0.0732

②の p 値 → 0.0143

③の p 値 → 0.0009

となっており、7日後と14日後、および、摂取前と14日後の総コレステロール値に差があるとわかります。

§2 被験者内因子と被験者間因子

▶ 被験者内のばらつきと被験者間の違い

2-1 ◎ 分割法による実験

例題 6-2

運動前に摂取するアミノ酸を含んだ飲料水が、運動後の回復時間に及ぼす影響を調べることを目的とした実験を行った。飲料水は3種類（A_1、A_2、A_3）を試すこととし、被験者の人数は全部で9人で、3人ずつ（C_1、C_2、C_3）無作為に飲む飲料水を割り付けることにした。各被験者の運動前の心拍数と、1分後、3分後、5分後の心拍数（1分間）を測定した結果が以下のデータ表である。

表 6.8　データ表

飲料水	被験者	運動前	1分後	3分後	5分後
A_1	C_1	66	91	82	69
A_1	C_2	71	90	80	70
A_1	C_3	82	97	87	75
A_2	C_1	71	82	76	69
A_2	C_2	63	81	72	62
A_2	C_3	70	90	79	66
A_3	C_1	76	98	90	77
A_3	C_2	74	92	86	75
A_3	C_3	79	105	93	78

飲料水の種類によって心拍数の回復時間に差があるかどうかを解析せよ。

ただし、Cについては、同じ添え字であっても被験者は別人であることに注意せよ。すなわち、A_1におけるC_1とA_2におけるC_1は表記上は同じC_1であっても別人である。

■分割法と多変量分散分析

　この例題は被験者内因子と被験者間因子が混在する実験です。被験者によって施される水準が異なる因子が被験者間因子であり、どの水準もすべての被験者に共通して施される因子が被験者内因子です。したがって、飲料水の種類は被験者間因子、時点が被験者内因子です。このように、被験者内因子と被験者間因子が混在する形となる反復測定のデータ解析には、次の2つの解析方法があります。

　（1）分割法による方法（被験者は変量因子で枝分かれ）
　（2）多変量解析による方法

■分割法の解析結果

　最初に分割法の分散分析による解析結果を見ていくことにします。ここでは被験者をブロック因子（変量因子）、かつ、飲料水内で枝分かれしている分割法として解析すると、次のような結果が得られます。

【1】データのグラフ化

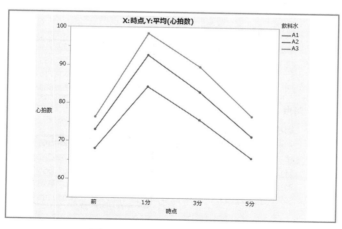

図 6.4　心拍数の平均プロット

（注）［ グラフ ］＞［ グラフビルダー ］から作成します。

【2】分割法の分散分析

①固定因子（飲料水と時点）の検定結果

表 6.9　変量効果を考慮した検定

固定効果の検定

要因	パラメータ数	自由度	分母自由度	F値	p値(Prob>F)
飲料水	2	2	6	6.9793	0.0272*
時点	3	3	18	138.1829	<.0001*
飲料水*時点	6	6	18	0.9649	0.4759

これにより、飲料水の p 値は 0.0272 で有意です。飲料水間で効果に差があることがわかります。時点の p 値も 0.0001 未満で有意です。時点間で効果に差があることがわかります。飲料水と時点の交互作用の p 値は 0.4759 で有意ではありません。時点によって飲料水の効果の出方が異なるという傾向は見られないという結果になりました。

②母平均の区間推定

表 6.10　母平均の区間推定

飲料水

最小2乗平均表

水準	最小2乗平均	標準誤差	下側95%	上側95%
A1	80.000000	2.2443344	74.508311	85.491689
A2	73.416667	2.2443344	67.924978	78.908355
A3	85.250000	2.2443344	79.758311	90.741689

時点

最小2乗平均表

水準	最小2乗平均	標準誤差	下側95%	上側95%
前	72.444444	1.4782372	69.144566	75.744322
1分	91.777778	1.4782372	88.477900	95.077656
3分	82.777778	1.4782372	79.477900	86.077656
5分	71.222222	1.4782372	67.922344	74.522100

心拍数は飲料水については A_2 が最も少なく、平均で $67.92 \sim 78.91$ と推定されます。また、時点について見ると、5分後に運動前とほぼ同じ心拍数に戻っていることがわかります。

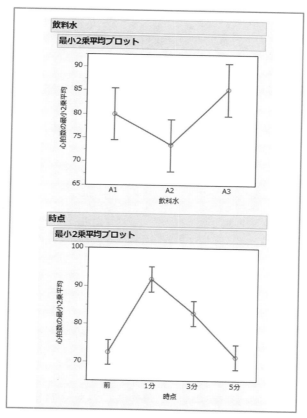

図 6.5　心拍数の平均プロット

※この他に飲料水と時点を組み合わせた母平均も推定できますが、本例題においては、時点と飲料水の交互作用は有意でないので行いません。

③多重比較

どの飲料水間に心拍数の差があるのか、また、どの時点間に心拍数の差があるのかを多重比較によって検討します。

表 6.11　Tukey の HSD 検定

飲料水

最小2乗平均差のTukeyのHSD検定

α= 0.050　Q= 3.06815

最小2乗平均[j]

平均[i]-平均[j] 差の標準誤差 差の下側信頼限界 差の上側信頼限界	A1	A2	A3
A1	0	6.58333	-5.25
	0	3.17397	3.17397
	0	-3.1549	-14.988
	0	16.3215	4.48821
A2	-6.5833	0	-11.833
	3.17397	0	3.17397
	-16.322	0	-21.572
	3.15487	0	-2.0951
A3	5.25	11.8333	0
	3.17397	3.17397	0
	-4.4882	2.09513	0
	14.9882	21.5715	0

水準			最小2乗平均
A3	A		85.250000
A1	A	B	80.000000
A2		B	73.416667

同じ文字で接続されていない水準には有意差があります。

時点

最小2乗平均差のTukeyのHSD検定

α= 0.050　Q= 2.82629

最小2乗平均[j]

平均[i]-平均[j] 差の標準誤差 差の下側信頼限界 差の上側信頼限界	前	1分	3分	5分
前	0	-19.333	-10.333	1.22222
	0	1.16181	1.16181	1.16181
	0	-22.617	-13.617	-2.0614
	0	-16.05	-7.0497	4.50582
1分	19.3333	0	9	20.5556
	1.16181	0	1.16181	1.16181
	16.0497	0	5.7164	17.272
	22.6169	0	12.2836	23.8392
3分	10.3333	-9	0	11.5556
	1.16181	1.16181	0	1.16181
	7.04973	-12.284	0	8.27195
	13.6169	-5.7164	0	14.8392
5分	-1.2222	-20.556	-11.556	0
	1.16181	1.16181	1.16181	0
	-4.5058	-23.839	-14.839	0
	2.06138	-17.272	-8.272	0

水準			最小2乗平均
1分	A		91.777778
3分	B		82.777778
前		C	72.444444
5分		C	71.222222

同じ文字で接続されていない水準には有意差があります。

　最も心拍数の少ない A_2 と A_1 の間は、信頼区間に 0 を含んでいるので有意な差が見られないことがわかります。また、時点については、運動前と1分後、1分後と3分後、3分後と5分後に有意な差が見られ、5分後は運動前と有意な差は見られなくなります。

④変量因子（被験者）の母分散の区間推定

表 6.12　REML 法による母分散の区間推定

REML法による分散成分推定値							
変量効果	分散比	分散成分	標準誤差	95%下側	95%上側	Wald p値	全体に対する百分率
被験者[飲料水]	2.2378049	13.592593	8.7390753	-3.53568	30.720865	0.1199	69.115
残差		6.0740741	2.0246914	3.4679953	13.283526		30.885
合計		19.666667	8.8555703	9.562873	61.171347		100.000

-2対数尤度＝　155.48194166

注：「合計」は、分散成分のうち、正のものだけを足した和です。
負の推定値も含めた合計＝　19.666667

被験者による心拍数のばらつきは分散で 13.5926 となっています。

【JMPの手順】

手順①　データの入力

次のようにデータを入力します。

	飲料水	被験者	時点	心拍数
1	A1	C1	前	66
2	A1	C1	1分	91
3	A1	C1	3分	82
4	A1	C1	5分	69
5	A1	C2	前	71
6	A1	C2	1分	90
7	A1	C2	3分	80
8	A1	C2	5分	70
9	A1	C3	前	82
10	A1	C3	1分	97

（注）［時点］のカテゴリは順序関係があるので、事前に値ラベルの表示順を設定（［列情報］＞［列プロパティ］＞［値ラベル］）する必要があります。

手順② 分割法の解析（分散分析の実行）

メニューから［分析］＞［モデルのあてはめ］を選択します。

［モデルのあてはめ］ウィンドウが現れるので、

      ［Y］   →「心拍数」

      ［追加］→「飲料水」「被験者」「時点」

      ［交差］→「飲料水＊時点」

と設定します。

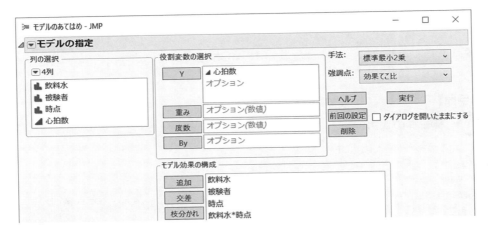

(注) 交互作用「飲料水＊時点」の設定は、［列の選択］ボックス内の「飲料水」と「時点」を複数選択した状態で、［交差］ボタンをクリックします。

この例題では、被験者をブロック因子（変量因子）で、かつ、飲料水内で枝分かれしている分割法として解析するので、［モデル効果の構成］ボックスに投入した被験者を次のように設定します。

最初に、枝分かれの設定を行います。

［モデル効果の構成］ボックス内の「被験者」と、［列の選択］ボックス内の「飲料水」を複数選択し、［枝分かれ］ボタンをクリックします。

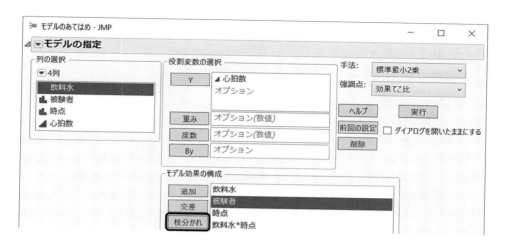

次に、ブロック因子（変量因子）の設定を行います。

[モデル効果の構成]ボックス内の「 被験者 [飲料水]」を選択します。

[属性] の ▼ をクリックし、[変量効果] を選択します。

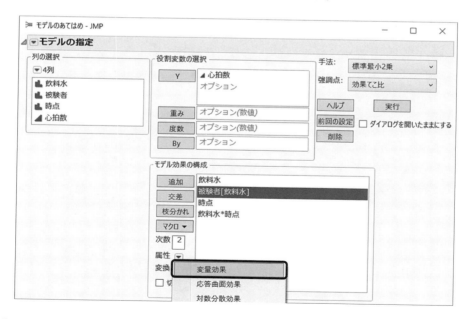

[実行]をクリックすると、表6.9、表6.12の結果が得られます。

母平均の区間推定結果を表示します。

[応答 心拍数] レポートの [効果の詳細] の▷をクリックして結果を表示します。

最初に、[飲料水] の [最小 2 乗平均表] の任意の箇所を右クリックし、[列] ＞ [下限 95%]、[上側 95%] をそれぞれ選択します。

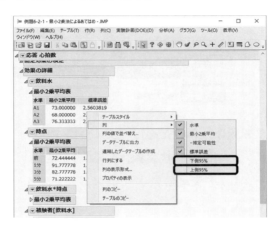

次に、[時点] の [最小 2 乗平均表] の任意の箇所を右クリックし、[列] ＞ [下限 95%]、[上側 95%] をそれぞれ選択すると、表 6.10 の結果が得られます。

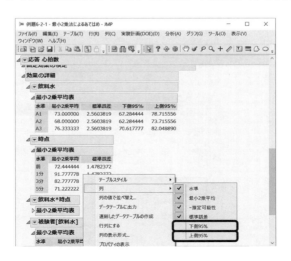

母平均プロットと多重比較の結果を表示します。

最初に、[飲料水] の ▼ をクリックし、[最小 2 乗平均プロット]、[最小 2 乗平均の Tukey の HSD 検定] をそれぞれ選択します。

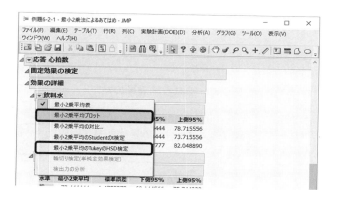

次に、[時点] の ▼ をクリックし、[最小 2 乗平均プロット]、[最小 2 乗平均の Tukey の HSD 検定] をそれぞれ選択すると、図 6.5、表 6.11 の結果が得られます。

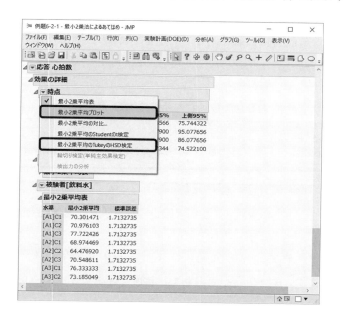

2-2 ● 多変量解析による方法

今度は多変量解析による解析結果を見ていくことにします。

■多変量分散分析の解析結果

多変量分散分析を実行すると、次のような結果が得られます。

表 6.13　被験者間効果の検定

飲料水					
検定	値	正確なF検定	分子自由度	分母自由度	p値(Prob>F)
F検定	2.32644	6.9793	2	6	0.0272*

飲料水の p 値は 0.0272 で有意です。飲料水間で効果に差があることがわかります。この結果は分割法の分散分析の結果と一致しています。欠測値がない場合、被験者間因子である「飲料水」に対する検定の結果は、多変量分散分析による方法と分割法による方法は同じものになります。欠測値があった場合は、分割法による方法では、欠測でないデータの値は利用されますが、多変量分散分析による方法では、欠損がある個体のすべてのデータが分析から除外されます。

表 6.14　被験者内効果の検定（時点）

時点					
検定	値	正確なF検定	分子自由度	分母自由度	p値(Prob>F)
F検定	39.654325	52.8724	3	4	0.0011*
一変量の調整なしε=	1	138.1829	3	18	<.0001*
一変量のG-G調整ε=	0.5935243	138.1829	1.7806	10.683	<.0001*
一変量のH-F調整ε=	1	138.1829	3	18	<.0001*

被験者内因子である「時点」の検定結果は［一変量の調整なし］の結果と分割法による検定の結果は一致します。p 値を見ると 0.0001 未満で有意です。時点間で効果に差があることがわかります。ただし、この結論は球面性の仮定が成立しているときに有効です。

表 6.15　被験者内効果の検定（時点×飲料水）

時点*飲料水					
検定	値	近似のF検定	分子自由度	分母自由度	p値(Prob>F)
Wilksのλ	0.3840186	0.8183	6	8	0.5851
Pillaiのトレース	0.6520623	0.8062	6	10	0.5875
Hotelling-Lawley	1.5100844	1.0067	6	4	0.5220
Royの最大根	1.4450658	2.4084	3	5	0.1830
一変量の調整なしε=	1	0.9649	6	18	0.4759
一変量のG-G調整ε=	0.5935243	0.9649	3.5611	10.683	0.4572
一変量のH-F調整ε=	1	0.9649	6	18	0.4759

　飲料水と時点の交互作用についても、［ 一変量の調整なし ］の結果と分割法による検定の
結果は一致します。p 値は 0.4759 で有意ではありません。時点によって飲料水の効果の出方
が異なるという傾向は見られないという結果になっています。これもこの結論は球面性の仮
定が成立しているときに有効です。

　さて、球面性の仮定が満たされているかどうかを見てみます。

表 6.16　Mauchly の球面性の検定

球面性の検定	
Mauchlyの規準	0.0780931
カイ2乗	12.040975
自由度	5
p値(Prob>ChiSq)	0.0342306

　球面性の検定結果は p 値が 0.0342 となっており、有意です。これは球面性の仮定に無理
があることを意味します。このようなときには、G–G 調整または H–F 調整した結果か、多
変量分散分析の結果を採用することになります。

　Wilks のλ、Pillai のトレース、Hotelling–Lawley、Roy の最大根のすべてが多変量分散
分析の結果です。

【JMPの手順】

手順① データの入力

次のようにデータを入力します。

手順② 多変量分散分析の実行

メニューから［分析］>［モデルのあてはめ］を選択します。

［ モデルのあてはめ ］ ウィンドウが現れるので、

   ［ Y ］ →「 前 」「 1分 」「 3分 」「 5分 」

   ［ 追加 ］→「 飲料水 」

   ［ 手法 ］→［ MANOVA ］

と設定し、［ 実行 ］をクリックします。

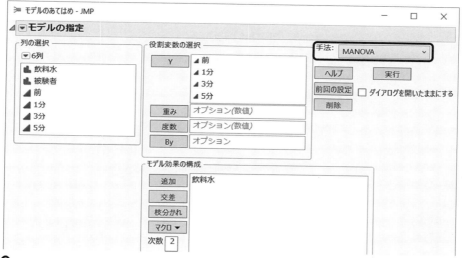

手順 3 **分析オプションの選択**

 ［ MANOVA のあてはめ ］レポートが出力されるので、［ 応答の選択 ］をクリックし、［ 反復測定 ］を選択します。

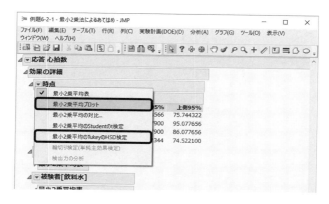

［ 反復測定の指定 ］ウィンドウが現れるので、

　　　　　［ Ｙ名 ］→「 時点 」

と入力し、［ 一変量検定も行う ］にチェックを入れます。

　［ OK ］をクリックすると、表 6.13、表 6.14、表 6.15、表 6.16 の結果が得られます。

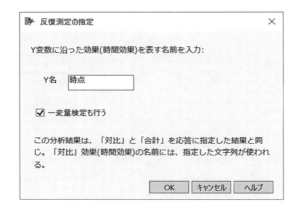

第 **7** 章

共分散分析

共分散分析は回帰分析と分散分析を併せた性質をもった手法で、「質的変数を含んだ回帰分析」、あるいは、「量的変数と質的変数が混在する回帰分析」という言い方で紹介されることもあります。統計学の世界では「一般線形モデル」として扱われます。共分散分析における目的変数は量的変数ですが、説明変数は質的変数と量的変数の両方が存在します。

§1 共分散分析の基本
▶ 分散分析と回帰分析を併せた手法

1–1 ● 共分散分析の実践

例題 7–1

　中性脂肪の値を下げるための薬剤が 3 種類（A_1、A_2、A_3）あり、この効果を比較したいとしましょう。これらの薬剤は、1 日の運動量も中性脂肪の低下に影響を与えます。

　そこで、1 日当たりの歩行時間も同時に解析することを考えます。データは次の通りです。

表 7.1　データ表

被験者	歩行時間	薬剤	中性脂肪	被験者	歩行時間	薬剤	中性脂肪
1	42	A_1	172	16	40	A_2	152
2	40	A_1	180	17	35	A_2	163
3	43	A_1	181	18	48	A_2	141
4	48	A_1	163	19	45	A_2	134
5	43	A_1	172	20	38	A_2	148
6	48	A_1	166	21	30	A_3	150
7	49	A_1	163	22	44	A_3	127
8	28	A_1	194	23	46	A_3	124
9	43	A_1	170	24	40	A_3	124
10	35	A_1	191	25	42	A_3	123
11	41	A_2	148	26	37	A_3	139
12	38	A_2	153	27	34	A_3	138
13	43	A_2	146	28	35	A_3	142
14	42	A_2	144	29	39	A_3	132
15	29	A_2	170	30	43	A_3	124

■解析結果

【1】データのグラフ化

このデータをグラフ化すると、次のような散布図になります。

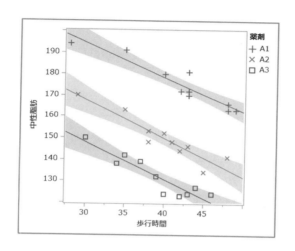

　散布図を見ると、薬剤ごとの直線がほぼ平行になっていることがわかります。共分散分析を行うときには、この「平行になっている」ということが前提になります。

【2】共分散分析の結果

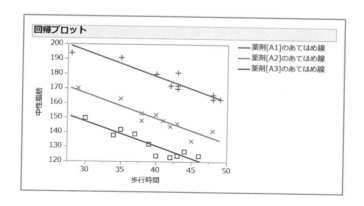

表 7.2　適合度

あてはめの要約	
R2乗	0.968167
自由度調整R2乗	0.964494
誤差の標準偏差(RMSE)	3.860963
Yの平均	152.4667
オブザベーション(または重みの合計)	30

表 7.3　回帰係数

項	推定値	標準誤差	t値	p値(Prob>|t|)
切片	221.11009	5.360958	41.24	<.0001*
歩行時間	-1.704721	0.13198	-12.92	<.0001*
薬剤[A1]	25.517711	1.019937	25.02	<.0001*
薬剤[A2]	-3.191731	0.99807	-3.20	0.0036*

パラメータ推定値

表 7.4　要因効果の検定結果

効果の検定

要因	パラメータ数	自由度	平方和	F値	p値(Prob>F)
歩行時間	1	1	2487.017	166.8351	<.0001*
薬剤	2	2	11035.672	370.1498	<.0001*

　［あてはめの要約］を見ると、歩行時間と薬剤で中性脂肪の変動の 96%（R2 乗 0.968167）を説明していることがわかります。

　［効果の検定］を見ると、歩行時間も薬剤も有意になっています。

　［パラメータ推定値］から、次のような回帰式が得れています。

$$中性脂肪 = 221.11009 - 1.704721 \times 歩行時間$$
$$+ \ 25.517711 \times 薬剤 A_1 \quad (A_1 のとき 1)$$
$$- \ \ 3.191731 \times 薬剤 A_2 \quad (A_2 のとき 1)$$

歩行時間の回帰係数は -1.704721 となっています。符号が $-$ なので、歩行時間が長くなると、中性脂肪は下がることがわかります。

薬剤の回帰係数は A_1 が 25.517711、A_2 が -3.191731 となっています。このことは、A_1 は中性脂肪を全体の平均よりも 25.51 ほど高くし、A_2 は 3.19 ほど低くすることを意味しています。

JMP では薬剤の種類のような質的変数を次のようなダミー変数により数値化して、回帰分析を行っています。

	列 1	列 2
A_1	1	0
A_2	0	1
A_3	-1	-1

薬剤の種類が 3 種類あるときには、ダミー変数の数は $3 - 1 = 2$ となり、2 列で 3 つの種類を数値化しているのです。

このことから、A_3 の効果は次のような式で求められます。

$$25.517711 \times (-1) + (-3.191731) \times (-1) = -22.32598$$

すなわち、A_3 の効果は全体の平均よりも 22.32 ほど低くなります。

以上から、中性脂肪を低下させる効果は A_3、A_2、A_1 の順に大きいことになります。

統計
MEMO

質的変数を次のように数値化するダミー変数もよく用いられます。

	列 1	列 2
A_1	1	0
A_2	0	1
A_3	0	0

最後の A_3 を（0　0）としたときには、A_3 と比べたときの A_1 および A_2 の効果が回帰係数に現れることになります。

【JMPの手順】

手順 1 データの入力

次のようにデータを入力します。

手順 2 グラフの作成

メニューから［グラフ］＞［散布図行列］を選択します。

［Y, 列］→「中性脂肪」

［X］→「歩行時間」

［グループ化］→「薬剤」

［配置の方法］→［正方形］

と設定します。

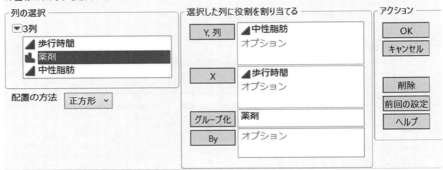

[OK] をクリックすると、散布図が作成されます。

散布図上の点を右クリックして、
[行の凡例] を選択します。
「 薬剤 」を選び、
[マーカー] を [クラシック] に
設定して、[OK] をクリックします。

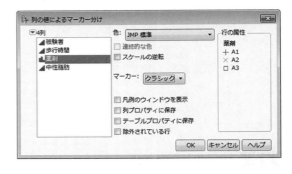

[散布図行列] の ▼ をクリックして
[直線のあてはめ] を選択します。

手順③ 共分散分析の実行

メニューから [分析] ＞ [モデルのあてはめ] を選択します。

　　　　[Y] → 「 中性脂肪 」

　　　　[追加] → 「 歩行時間 」「 薬剤 」

として、[実行] をクリックします。

1-2 ● 共分散分析の役割

■一般線形モデル

　共分散分析は回帰分析と分散分析を併せた性質をもった手法で、統計学の世界では、「一般線形モデル」として扱われます。

　一般線形モデルにおいては、目的変数は量的変数ですが、説明変数は質的変数と量的変数の双方を扱います。説明変数が質的変数だけの場合は分散分析、量的変数だけの場合は回帰分析、混在している場合は共分散分析と位置づけることができます。

■調整変数

　共分散分析は説明変数の中に質的変数と量的変数が混在する回帰分析と考えることができ、その解析の目的は次の3通りが考えられます。

① 目的変数に与える影響を調べる上で、質的変数も量的変数も同等に扱い、どちらの影響が大きいかを評価したいという場合

② 目的変数に質的変数が与える影響を、量的変数による影響を調整した上で（排除した上で）評価したいという場合

③ 目的変数に量的変数を与える影響を、質的変数による影響を調整した上で（排除した上で）評価したい場合

　①のように同等に扱うのは、特に予測モデルを考えるときです。たとえば、年齢と性別で体重を予測したいというような場面を想定すると、年齢と性別を同等に扱って解析します。②や③のように一方を調整変数として位置づけるのは、要因解析を目的とする場合です。たとえば、年齢が収入に与える影響を知りたい、その際、性別の影響は排除したいという場面です。共分散分析は②の場合と考えるとよいでしょう。なお、量的変数の影響を調整するために使う場合、量的変数をカテゴリ化して質的変数として使う（年齢を10代、20代のように分ける）のであれば、これはブロック因子になりますから、乱塊法の分散分析となります。したがって、共分散分析は乱塊法と非常に近い手法であると考えられます。

§2 共分散分析の応用
▶ 異なるタイプの共分散分析

2-1 ◎ 傾きが異なる例

例題 7-2

例題 7 − 1 において、データだけを次のように変えてみたいと思います。

表 7.5　データ表

被験者	歩行時間	薬剤	中性脂肪	被験者	歩行時間	薬剤	中性脂肪
1	42	A_1	152	16	41	A_2	160
2	40	A_1	160	17	42	A_2	160
3	43	A_1	161	18	43	A_2	164
4	48	A_1	143	19	45	A_2	165
5	43	A_1	152	20	48	A_2	179
6	48	A_1	146	21	30	A_3	150
7	49	A_1	143	22	44	A_3	127
8	28	A_1	174	23	46	A_3	124
9	43	A_1	150	24	40	A_3	124
10	35	A_1	171	25	42	A_3	123
11	29	A_2	135	26	37	A_3	139
12	35	A_2	147	27	34	A_3	138
13	38	A_2	150	28	35	A_3	142
14	38	A_2	154	29	39	A_3	132
15	40	A_2	157	30	43	A_3	124

■解析結果

【1】データのグラフ化

このデータをグラフ化すると、次のような散布図になります。

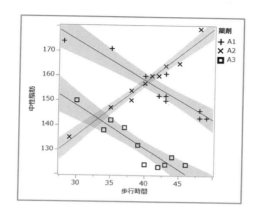

散布図を見ると、例題7－1とは異なり、薬剤ごとの直線が平行になっていないことがわかります。また、このデータに対して、「先と同じ手順で」共分散分析を実施すると、以下のような結果が得られます。

【2】共分散分析の結果

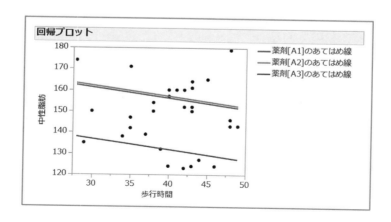

表 7.6 適合度

あてはめの要約	
R2乗	0.57908
自由度調整R2乗	0.530513
誤差の標準偏差(RMSE)	10.61707
Yの平均	148.2
オブザベーション(または重みの合計)	30

表 7.7 回帰係数

パラメータ推定値				
項	推定値	標準誤差	t値	p値(Prob>|t|)
切片	168.70033	14.74184	11.44	<.0001*
歩行時間	-0.509114	0.362927	-1.40	0.1725
薬剤[A1]	7.8315533	2.804676	2.79	0.0097*
薬剤[A2]	8.7133248	2.744545	3.17	0.0038*

表 7.8 要因効果の検定結果

効果の検定					
要因	パラメータ数	自由度	平方和	F値	p値(Prob>F)
歩行時間	1	1	221.8211	1.9679	0.1725
薬剤	2	2	4006.1431	17.7700	<.0001*

　［ あてはめの要約 ］を見ると、歩行時間と薬剤で中性脂肪の変動の 57%（R2 乗 0.57908）を説明していることがわかります。

　［ 効果の検定 ］を見ると、薬剤は有意になっていますが、歩行時間は有意でありません。

さて、原データの散布図と回帰プロットを比較してみます。

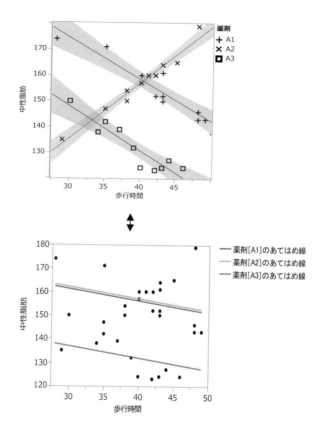

　原データの散布図は A_1、A_2、A_3 の直線が平行になっていないのに対して、その下の回帰プロットの直線は平行になっています。共分散分析では、傾きは同じで、直線は平行になるという前提でモデルをあてはめているからです。これではデータに対して適切なモデルを考えていることになりません。平行になっていないのは、歩行時間と薬剤の間に交互作用があると考えるべきであることを示唆しています。そこで、今度は交互作用を考慮したモデルを考えて解析してみます。

2-2 ● 交互作用を考慮した解析

【1】交互作用項目の追加

交互作用を追加するには、メニューから［分析］＞［モデルのあてはめ］を選択し、［Y］
に「中性脂肪」、［追加］に「歩行時間」と「薬剤」を設定します。さらに、「歩行時間」
と「薬剤」を選択しておいて、［交差］をクリックします。すると、交互作用を表す「歩
行時間＊薬剤」が追加されます。

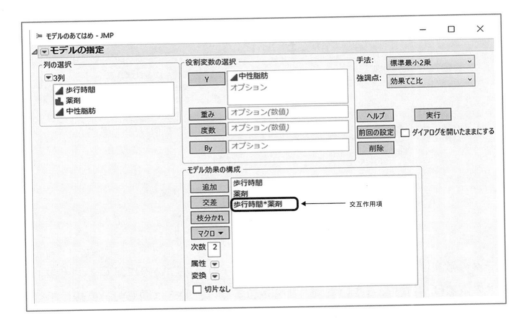

［実行］をクリックすると解析が実施されます。

【2】解析の結果

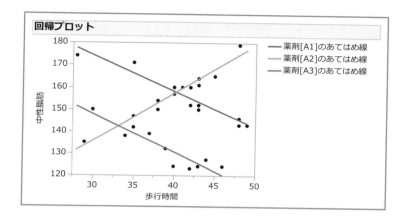

表 7.9 適合度

あてはめの要約

R2乗	0.958564
自由度調整R2乗	0.949931
誤差の標準偏差(RMSE)	3.467186
Yの平均	148.2
オブザベーション(または重みの合計)	30

表 7.10 回帰係数

パラメータ推定値

項	推定値	標準誤差	t値	p値(Prob>|t|)
切片	164.43528	4.894492	33.60	<.0001*
歩行時間	-0.393132	0.121209	-3.24	0.0035*
薬剤[A1]	9.2220156	0.921862	10.00	<.0001*
薬剤[A2]	9.2914028	0.907337	10.24	<.0001*
(歩行時間-40.2667)*薬剤[A1]	-1.215342	0.159491	-7.62	<.0001*
(歩行時間-40.2667)*薬剤[A2]	2.5655727	0.174039	14.74	<.0001*

表 7.11 要因効果の検定結果

効果の検定					
要因	パラメータ数	自由度	平方和	F値	p値(Prob>F)
歩行時間	1	1	126.4635	10.5199	0.0035*
薬剤	2	2	4851.6437	201.7923	<.0001*
歩行時間*薬剤	2	2	2642.2658	109.8986	<.0001*

　［あてはめの要約］を見ると、R^2 乗の値が 0.958564 で、交互作用を考慮する前の R^2 乗の値（0.57908）よりも大きくなっています。

　［効果の検定］を見ると、歩行時間、薬剤、歩行時間＊薬剤（歩行時間と薬剤の交互作用）が有意になっています。

　［パラメータ推定値］から、次のような回帰式が得れています。

$$中性脂肪 = 164.43528 - 0.393132 \times 歩行時間$$
$$+ 9.222016 \times 薬剤 A_1　（A_1 のとき 1）$$
$$+ 9.291403 \times 薬剤 A_2　（A_2 のとき 1）$$
$$- 1.215342 \times （歩行時間 - 40.2667） \times 薬剤 A_1$$
$$+ 2.565573 \times （歩行時間 - 40.2667） \times 薬剤 A_2$$

　ここで、（歩行時間 － 40.2667）の 40.2667 という値は歩行時間の平均値です。平均値を引いているのは、多重共線性（説明変数同士の相関が強くなる）を避けるためです。

　上記の回帰式を薬剤別に表現すると、次のようになります。

〈 薬剤 A_1 のとき 〉
$$中性脂肪 = 164.43528 + 9.2220156 - 1.215342 \times （- 40.2667）$$
$$+ （- 0.393132 - 1.215342） \times 歩行時間$$

〈 薬剤 A_2 のとき 〉
$$中性脂肪 = 164.43528 + 9.2914028 + 2.5655727 \times （- 40.2667）$$
$$+ （- 0.393132 + 2.5655727） \times 歩行時間$$

参考までに最初から薬剤ごとに回帰分析を行った結果を以下に示します。

〈 薬剤 A_1 のとき 〉

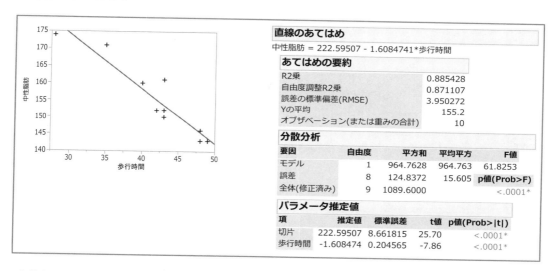

直線のあてはめ

中性脂肪 = 222.59507 - 1.6084741*歩行時間

あてはめの要約

R2乗	0.885428
自由度調整R2乗	0.871107
誤差の標準偏差(RMSE)	3.950272
Yの平均	155.2
オブザベーション(または重みの合計)	10

分散分析

要因	自由度	平方和	平均平方	F値
モデル	1	964.7628	964.763	61.8253
誤差	8	124.8372	15.605	p値(Prob>F)
全体(修正済み)	9	1089.6000		<.0001*

パラメータ推定値

項	推定値	標準誤差	t値	p値(Prob>|t|)
切片	222.59507	8.661815	25.70	<.0001*
歩行時間	-1.608474	0.204565	-7.86	<.0001*

〈 薬剤 A2 のとき 〉

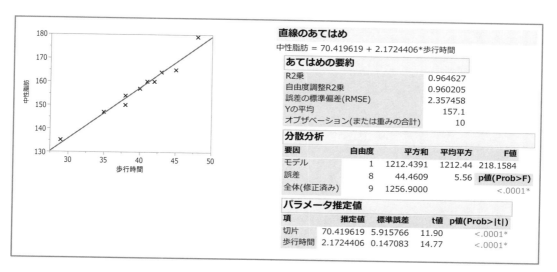

直線のあてはめ

中性脂肪 = 70.419619 + 2.1724406*歩行時間

あてはめの要約

R2乗	0.964627
自由度調整R2乗	0.960205
誤差の標準偏差(RMSE)	2.357458
Yの平均	157.1
オブザベーション(または重みの合計)	10

分散分析

要因	自由度	平方和	平均平方	F値
モデル	1	1212.4391	1212.44	218.1584
誤差	8	44.4609	5.56	p値(Prob>F)
全体(修正済み)	9	1256.9000		<.0001*

パラメータ推定値

項	推定値	標準誤差	t値	p値(Prob>|t|)
切片	70.419619	5.915766	11.90	<.0001*
歩行時間	2.1724406	0.147083	14.77	<.0001*

〈 薬剤 A_3 のとき 〉

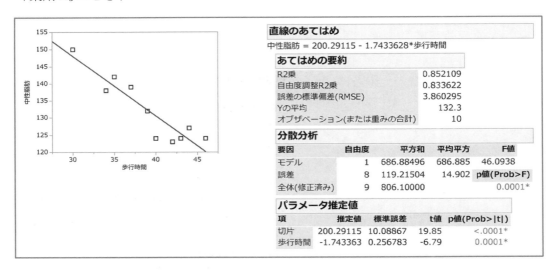

第 8 章

傾向スコアによる解析

この章では交絡因子を調整する方法を解説します。治療効果の検証は、治療を受けた人と受けなかった人の最終結果を比較することで行われますが、この比較において、治療効果以外の要因が混在してしまい、公平な比較ができないことが多々あります。その混在してしまった要因が交絡因子です。ここでは、その影響を取り除くための方法を紹介します。

§1 交絡因子の調整と傾向スコア
▶ 混在した要因の効果を除去する

1-1 ◉ 交絡因子

■交絡

　ある治療の効果を調べる研究を想定します。

　治療を実施した群（治療群）と実施しなかった群（非治療群）の2群に分けて、治療効果の有無を比較するのが基本的な考え方です。

　効果の判定には、中性脂肪の値や血小板の数といった数値を使う場合もあれば、痛みの有無といった数値を使わない場合もあります。ここで重要な課題は、治療群と非治療群の2つの群をどのように決めるかということです。

　最も好ましい方法は、患者を無作為に（たとえば、くじ引きで）治療群と非治療群のどちらにするかを決めるという方法です。この方法は**無作為化比較試験（ランダム化比較試験）**と呼ばれる研究方法です。

　しかし、医療に関する無作為化比較試験は倫理的に、あるいは、労力的に不可能なことも多いので、無作為にではなく、意図的に治療群と非治療群に振り分けるということを行わざるを得ない場合が多々あります。

　また、事後的に治療群と非治療群を比較せざるを得ないという場合もあります。このようなときに問題となるのが交絡因子の存在です。

交絡因子とは、治療群と非治療群の選択と、治療結果の双方に影響を与える因子です。たとえば、性別や年齢などは薬を投与するかどうかの決定と、治療結果の双方に影響を与える可能性があるので、交絡因子になりえます。交絡因子、治療の有無、治療効果の関係を図示すると、次のように表現できます。

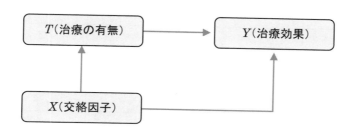

　上記のような状況で、T の Y に対する正確な効果を検証するには、交絡因子 X の影響を調整（除去）した上で、T と Y の関係を吟味する必要にせまられます。

　このための方法として、次のような方法が考えられます。

　　① 層別
　　② 多変量解析
　　③ マッチング

■層別

　いま、交絡因子である X を性別としましょう。

　層別による方法とは、男女に分けて T と Y の関係を調べることです。次に示すようなデータがあったとしましょう。

表 8.1　架空例

患者	X(性別)	T(治療の有無)	Y(改善の有無)
1	男	あり	良好
2	男	あり	良好
3	女	あり	良好
4	女	あり	良好
5	男	あり	不変
6	女	なし	不変
7	女	なし	不変
8	男	なし	不変
9	男	なし	良好
10	女	なし	良好

　このデータを男女に分けて、治療の有無と改善の有無の関係を調べるという方法が層別した解析です。この方法は層別した後でも、各層の（男女それぞれの）データ数が十分に確保できていれば、非常に良い方法です。

　X が年齢や体重のように数値変数のときには、適当な値で（たとえば、50歳以上と50歳未満というように）分けて、質的変数に変換してから、年齢で層別します。ただし、数値変数のまま使用することもあり、それは多変量解析による方法となります。

　層別という方法は、交絡因子の数が1つあるいは2つ程度のときは良い方法ですが、性別、血液型、職業、既往歴など多数ある場合には、交絡因子の組合せの数が増大して層の数が増えてしまい、このことにより層ごとのデータの数も少なくなってしまうので、有効な方法とはいえなくなります。

■多変量解析

　Y を目的変数、X と Z を説明変数とする多変量解析を実施すると、Z を調整した X の効果を把握することができます。どのような多変量解析の方法を用いるかは、Y が質的変数か量的変数かによって変わります。

Y が量的変数のときは重回帰分析や共分散分析、Y が質的変数のときはロジスティック回帰を適用します。このような多変量解析を用いる方法ならば、交絡因子の数が多くても適用可能です。

■マッチング

マッチングによる方法とは、純粋な効果を求めようとしている T に注目して、治療ありの群と治療なしの群から、交絡因子の値が同じ人（あるいは近い人）を一人ずつ選んで次々にペアにしていく方法です。たとえば、治療ありの群から男を一人選んだならば、治療なしの群からも男を一人選んで、その二人をペアにします。同様に治療ありの群から女を一人選んだときには、治療なしの群からも女を一人選んで、その二人をペアにします。このような作業を繰り返して、次々に複数のペアを作成することで、対応のあるデータにしてから解析を行うという方法です。

先の例ならば、次のようにペアを 4 組作ります。

表 8.2　マッチングした例

患者	X(性別)	T(治療の有無)	Y(改善の有無)	ペア
1	男	あり	良好	1
8	男	なし	不変	1
2	男	あり	良好	2
9	男	なし	良好	2
3	女	あり	良好	3
7	女	なし	不変	3
4	女	あり	良好	4
6	女	なし	不変	4

Y が架空例のように質的変数であるならば、T と Y の関係はマクネマー検定を用いて解析し、Y が数値変数のときには、対応のある t 検定や Wilcoxon の符号付順位検定で解析します。

1-2 ◉ 傾向スコア

■傾向スコアとは

　先に紹介した層別やマッチングにより交絡因子の影響を調整する方法は、交絡因子の数が多くなると実用的な方法とはいえません。そこで登場するのが傾向スコアを用いる方法です。

　傾向スコアは、T（治療あり群と治療なし群というような二値変数）を目的変数として、交絡因子となる複数の因子を説明変数とするロジスティック回帰を実施して計算します。ロジスティック回帰を実施すると、治療あり群（あるいは治療なし群）に属する確率を求めることができます。この確率の値が**傾向スコア**です。これは治療を受ける傾向を示すものと考えられることから傾向スコアと呼ばれています。

　傾向スコアが近い患者同士は複数の説明変数（交絡因子）の値が近いはずです。そこで、傾向スコアを用いた層別、多変量解析、マッチングなどの方法を用いて解析することで、複数の交絡因子の効果を調整するのです。

　傾向スコアの計算には、一般的にロジスティック回帰分析が使われるので、傾向スコアはロジスティック回帰分析の応用例であるといえます。

（注）傾向スコアの計算に、必ずロジスティック回帰を使うというわけではありません。他の多変量解析の方法、たとえば、判別分析を利用して判別得点を傾向スコアに使うという方法もあります。

　なお、ロジスティック回帰を行うときの説明変数の中に、性別などの質的変数が交絡因子に含まれているときには、質的変数を0と1（または、−1と1）で数値化したダミー変数に変換して用いることになります。ただし、JMPでは、男、女というように、そのまま文字で入力しても解析を行うことができます。文字で入力しておけば、JMPの側で自動的にダミー変数を生成して、解析を実施してくれるようになっています。

■傾向スコアのイメージ

以下に簡単な数値例を紹介します。

表 8.3　数値例

患者	X_1(性別)	X_2(既往歴)	X_3(年齢)	T(治療の有無)	傾向スコア
1	男	あり	72	あり	0.7262
2	男	あり	69	あり	0.7039
3	女	なし	68	あり	0.4382
4	女	あり	59	あり	0.4454
5	女	なし	57	あり	0.3430
6	女	あり	71	なし	0.5546
7	女	なし	68	なし	0.4382
8	女	なし	67	なし	0.4293
9	男	あり	53	なし	0.5699
10	女	なし	58	なし	0.3513

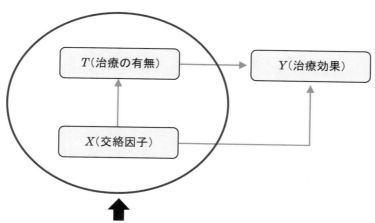

T を目的変数、X（この例では X_1, X_2, X_3）を説明変数として、
ロジスティック回帰を実施

表 8.3 に示している傾向スコアは、T を目的変数、X_1、X_2、X_3 を説明変数としてロジスティック回帰を実施し、治療ありとなる予測確率（＝傾向スコア）を計算したものです。

　表 8.3 を傾向スコアの値の小さい順に並べ替えた結果が次の表です。

表 8.4　数値例（傾向スコアの昇順で並び替え）

患者	X_1(性別)	X_2(既往歴)	X_3(年齢)	T(治療の有無)	傾向スコア
5	女	なし	57	あり	0.3430
10	女	なし	58	なし	0.3513
8	女	なし	67	なし	0.4293
3	女	なし	68	あり	0.4382
7	女	なし	68	なし	0.4382
4	女	あり	59	あり	0.4454
6	女	あり	71	なし	0.5546
9	男	あり	53	なし	0.5699
2	男	あり	69	あり	0.7039
1	男	あり	72	あり	0.7262

　ここで、傾向スコアの値が近い患者同士は X_1、X_2、X_3 の値も近い値になっていることがわかります。

　ここで、注意すべきことがあります。傾向スコアを算出するのにロジスティック回帰を用いていますが、ロジスティック回帰による予測精度がよくないと、傾向スコアも信用できないということになります。したがって、傾向スコアの計算に用いたロジスティック回帰式の正解率や寄与率といった適合度の数値を吟味しておく必要があります。

　また、傾向スコアによるマッチングを行うときには、傾向スコアの差がいくつまでを似ていると判断するのかを決める必要があります。このことに関する絶対的な基準はありませんが、目安としては　（傾向スコアの標準偏差）× 0.25　以内　という基準がよくが使われます。

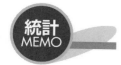

同じであることを主張する検定手法

　統計的仮説検定（有意性検定）は「差がある（違う）」ことを主張するための方法で、「差がない（同じ）」ことを主張するための方法ではありません。検定の結果、有意であるという結論になったときには「差がある」と言えるのですが、有意でないという結論になっても、それは「同じである」ことの証拠にはならないということです。

　このようなときには、区間推定が有効です。薬品 A と B の差を推定して、差はこれだけしかない、だから、同等とみなすという話の進め方をするのです。ここで、同等とみなすための基準は、解析者が自ら決める必要があります。

　さて、検定でも実は可能なのです。それが「同等性検定」と呼ばれる方法です。たとえば、A と B の効果の差がある値で 0.1 未満ならば、同等とみなすことにするとしましょう。このことは A の母平均を μ_A、B の母平均を μ_B とすると、次のように表現することができます。

$$-0.1 < \mu_A - \mu_B < 0.1$$

このことを検証するために 2 つの仮説検定を行うのです。

（検定 1）　$H_0 : \mu_A - \mu_B = -0.1$ 　　$(\mu_A = \mu_B - 0.1)$

　　　　　　$H_1 : \mu_A - \mu_B > -0.1$ 　　$(\mu_A > \mu_B - 0.1)$ 　片側検定

（検定 2）　$H_0 : \mu_A - \mu_B = 0.1$ 　　$(\mu_A = \mu_B + 0.1)$

　　　　　　$H_1 : \mu_A - \mu_B < 0.1$ 　　$(\mu_A < \mu_B + 0.1)$ 　片側検定

　この機能は JMP にも装備されていて、右のような結果が出力されます。

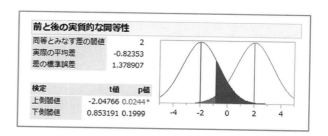

§2 傾向スコアの算出と分析

▶ 治療を受ける傾向を数値化する

2-1 ◉ 予備的解析

例題 8-1

　ある慢性疾患について、治療の効果を検証するために、治療を実施した患者 60 人、実施していない患者 100 人、合計 160 人のデータを収集した。

X_1 ; 年齢

X_2 ; 性別

X_3 ; 血糖値

X_4 ; 総コレステロール値

T 　; 治療の有無

Y 　; 症状の改善の有無

160 人分の原データは次ページに示す。

治療の有無が症状の改善に影響を与えているかどうか検証せよ。

表 8.5　データ表

患者	X_1	X_2	X_3	X_4	T(治療)	Y(症状)
1	53	女	125	298	なし	不変
2	46	女	116	289	なし	不変
3	50	男	124	292	なし	不変
4	46	女	116	292	なし	不変
5	48	女	119	290	なし	不変
6	51	女	117	289	なし	改善
7	49	男	138	296	なし	不変
8	45	男	113	293	なし	改善
9	49	男	121	295	なし	改善
10	51	男	126	302	なし	不変
11	49	女	122	318	なし	不変
12	52	女	115	287	なし	不変
13	46	男	112	293	なし	不変
14	50	男	121	313	なし	不変
15	48	男	109	307	なし	不変
16	46	男	119	308	なし	不変
17	51	男	122	312	なし	改善
18	50	女	97	294	なし	改善
19	49	女	117	292	なし	不変
20	50	女	127	295	なし	不変
21	51	男	126	294	なし	不変
22	49	女	117	303	なし	不変
23	49	女	128	305	なし	不変
24	47	女	119	289	なし	不変
25	52	女	116	306	なし	改善
26	50	男	117	303	なし	不変
27	54	女	120	307	なし	不変
28	45	男	114	302	なし	不変
29	51	女	113	294	なし	不変
30	55	男	130	301	なし	不変
31	51	男	118	298	なし	不変
32	44	女	107	275	なし	不変
33	49	男	118	296	なし	不変
34	50	男	124	315	なし	改善
35	53	男	128	302	なし	不変
36	47	男	129	282	なし	不変
37	43	女	110	289	なし	不変
38	52	男	126	311	なし	改善
39	47	男	112	306	なし	不変
40	54	男	123	323	なし	不変
41	49	女	127	303	なし	改善
42	52	男	127	308	なし	不変
43	53	男	127	299	なし	不変
44	48	男	108	306	なし	不変
45	46	男	118	304	なし	不変
46	50	女	124	295	なし	改善
47	45	女	94	291	なし	不変
48	53	男	125	319	なし	不変
49	55	男	135	309	なし	不変
50	47	女	110	296	なし	改善
51	48	女	122	292	なし	不変
52	51	男	127	317	なし	不変
53	44	女	114	297	なし	不変
54	46	男	115	293	なし	改善
55	51	男	112	306	なし	不変
56	52	男	137	302	なし	不変
57	50	男	117	297	なし	不変
58	52	女	113	298	なし	不変
59	53	男	136	299	なし	不変
60	48	女	122	307	なし	改善
61	47	女	124	302	なし	不変
62	51	女	115	296	なし	不変
63	50	女	125	290	なし	改善
64	52	女	121	294	なし	不変
65	45	女	121	293	なし	改善
66	51	男	124	304	なし	不変
67	52	女	122	292	なし	改善
68	48	女	117	295	なし	不変
69	49	女	124	305	なし	不変
70	47	男	108	306	なし	不変
71	48	女	110	299	なし	不変
72	48	男	110	296	なし	不変
73	51	女	114	301	なし	不変
74	47	女	114	298	なし	不変
75	51	男	131	311	なし	不変
76	51	女	110	300	なし	不変
77	45	女	105	290	なし	不変
78	53	女	145	311	なし	改善
79	48	女	111	289	なし	改善
80	55	男	128	307	なし	改善
81	49	男	110	295	なし	不変
82	49	女	117	297	なし	不変
83	48	男	106	311	なし	不変
84	51	男	119	312	なし	不変
85	49	女	126	303	なし	不変
86	48	男	116	302	なし	不変
87	53	女	127	305	なし	改善
88	47	女	116	307	なし	不変
89	47	女	125	292	なし	不変
90	56	男	143	328	なし	不変
91	48	女	119	298	なし	不変
92	48	男	123	311	なし	不変
93	46	女	119	298	なし	改善
94	51	女	141	312	なし	不変
95	49	男	109	314	なし	不変
96	52	女	123	299	なし	不変
97	52	女	115	298	なし	不変
98	45	女	114	288	なし	改善
99	52	男	112	294	なし	不変
100	54	男	139	307	なし	不変
101	54	男	144	321	あり	不変
102	55	男	130	309	あり	改善
103	51	女	118	315	あり	不変
104	52	男	132	325	あり	改善
105	51	男	119	307	あり	不変
106	47	女	125	292	あり	不変
107	54	男	120	311	あり	改善
108	51	女	126	295	あり	不変
109	48	女	117	298	あり	不変
110	53	男	149	313	あり	改善
111	53	女	120	300	あり	不変
112	48	女	131	321	あり	不変
113	54	男	124	332	あり	改善
114	54	男	134	320	あり	不変
115	52	女	136	306	あり	不変
116	52	女	131	311	あり	不変
117	48	男	132	306	あり	不変
118	51	女	134	311	あり	不変
119	50	女	136	299	あり	改善
120	54	女	139	311	あり	改善
121	55	男	150	316	あり	改善
122	51	女	137	315	あり	改善
123	50	男	118	288	あり	不変
124	56	男	138	315	あり	改善
125	52	女	117	292	あり	改善
126	52	男	133	308	あり	不変
127	57	男	122	317	あり	改善
128	55	男	127	311	あり	改善
129	58	男	128	317	あり	改善
130	48	男	134	296	あり	改善
131	52	男	119	295	あり	改善
132	52	女	135	329	あり	不変
133	51	男	120	308	あり	不変
134	50	男	121	304	あり	改善
135	50	男	134	308	あり	改善
136	47	女	121	307	あり	不変
137	57	男	136	312	あり	不変
138	53	男	133	329	あり	改善
139	50	男	124	316	あり	改善
140	53	女	124	302	あり	不変
141	52	女	124	301	あり	不変
142	49	男	139	308	あり	不変
143	51	女	149	309	あり	改善
144	52	女	145	311	あり	改善
145	54	女	118	303	あり	不変
146	52	女	125	299	あり	改善
147	52	男	131	322	あり	不変
148	51	女	121	304	あり	改善
149	52	男	142	301	あり	改善
150	53	女	122	298	あり	不変
151	53	女	142	327	あり	改善
152	54	男	134	316	あり	不変
153	49	女	128	322	あり	不変
154	50	女	112	307	あり	改善
155	49	女	127	294	あり	改善
156	46	女	127	292	あり	不変
157	53	男	142	313	あり	改善
158	55	男	138	317	あり	改善
159	57	男	135	329	あり	改善
160	53	男	133	308	あり	不変

■ 1変量の解析

最初に変数ごとにグラフと各種統計量を見ておくことにします。

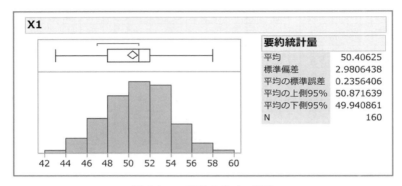

図 8.1　1変量の分布（X_1）

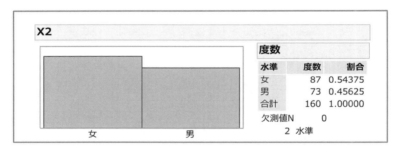

図 8.2　1変量の分布（X_2）

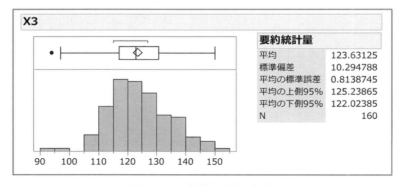

図 8.3　1変量の分布（X_3）

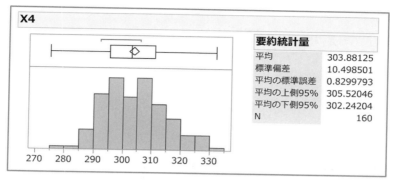

図 8.4　1変量の分布（X_4）

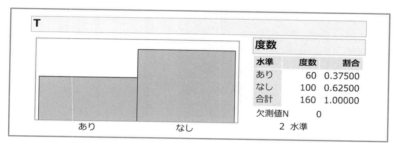

図 8.5　1変量の分布（T）

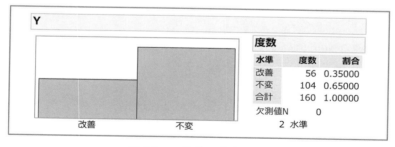

図 8.6　1変量の分布（Y）

■ 2変量の解析

次に、Y および X_1〜X_4 について、T（治療ありと治療なし）により、差があるかどうかの解析を行います。

① T と Y の関係

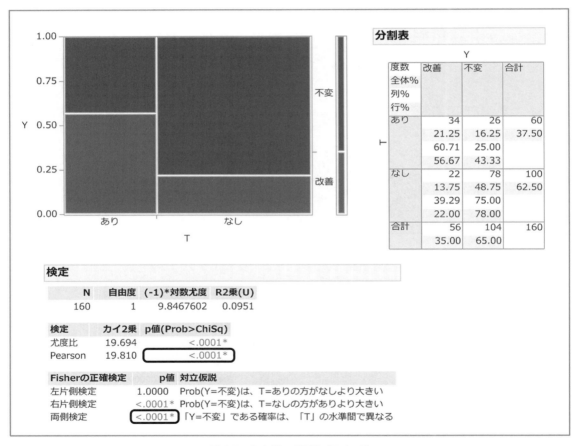

図 8.7　2 変量の関係（T と Y）

治療あり群の改善割合は 56.7%、治療なし群の改善割合は 22.0% で、この差はカイ 2 乗検定の p 値が 0.0001 未満となっていることから、有意であることがわかります。

② T と X_1 の関係

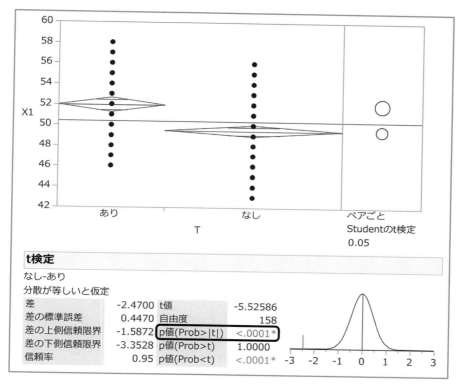

図 8.8　2 変量の関係（T と X_1）

　治療あり群と治療なし群の X_1 の平均値の差は 2.47 で、p 値が 0.0001 未満であることから、X_1 に関しては治療あり群と治療なし群で有意差があることがわかります。

③ T と X_2 の関係

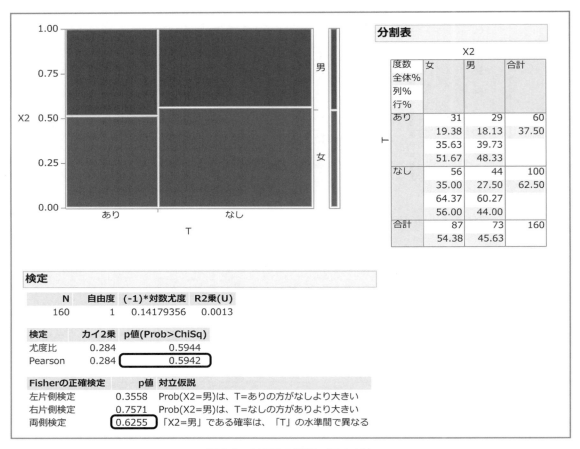

図 8.9　2 変量の関係（T と X_2）

　治療あり群の性別割合は、男は 48.33%、女は 51.67% に対して、治療なし群の性別割合は男 44.00%、女は 56.00% であることがわかり、有意差なしと判断されています。

④ T と X_3 の関係

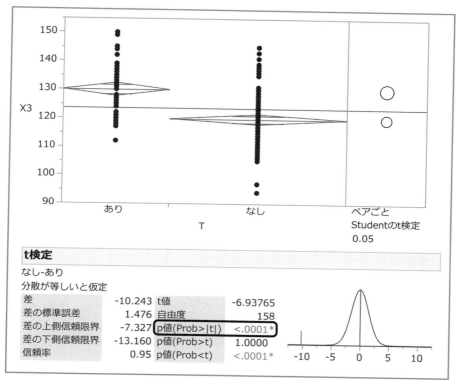

図 8.10　2 変量の関係（T と X_3）

　治療あり群と治療なし群の X_3 の平均値の差は 10.243 で、p 値が 0.0001 未満であることから、X_3 に関しては治療あり群と治療なし群は有意差があることがわかります。

⑤ T と X_4 の関係

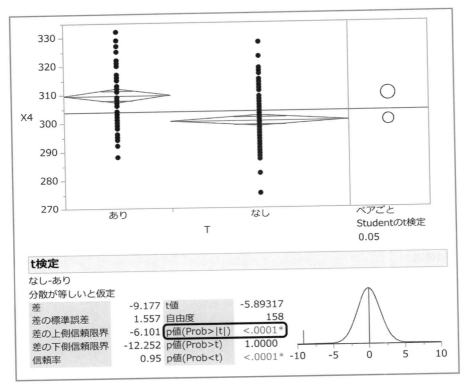

図 8.11　2 変量の関係 (T と X_4)

　治療あり群と治療なし群の X_4 の平均値の差は 9.177 で、p 値が 0.0001 未満であることから、X_4 に関しては治療あり群と治療なし群は有意差があることがわかります。

■ロジスティック回帰分析

　Y を目的変数、T を説明変数とするロジスティック回帰分析を行います。

　ロジスティック回帰を実施するには、メニューから［分析］＞［モデルのあてはめ］を選択し、［Ｙ］→「Ｙ」、［モデル効果の構成］→「Ｔ」と設定します。

解析結果は以下のようになります。

表 8.6　ロジスティック回帰分析

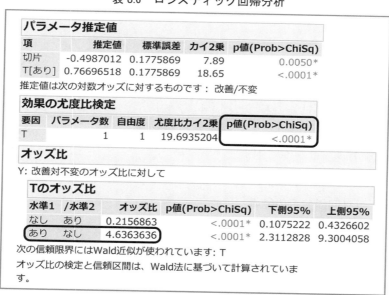

パラメータ推定値

項	推定値	標準誤差	カイ2乗	p値(Prob>ChiSq)
切片	-0.4987012	0.1775869	7.89	0.0050*
T[あり]	0.76696518	0.1775869	18.65	<.0001*

推定値は次の対数オッズに対するものです：改善/不変

効果の尤度比検定

要因	パラメータ数	自由度	尤度比カイ2乗	p値(Prob>ChiSq)
T	1	1	19.6935204	<.0001*

オッズ比

Y: 改善対不変のオッズ比に対して

Tのオッズ比

水準1	/水準2	オッズ比	p値(Prob>ChiSq)	下側95%	上側95%
なし	あり	0.2156863	<.0001*	0.1075222	0.4326602
あり	なし	4.6363636	<.0001*	2.3112828	9.3004058

次の信頼限界にはWald近似が使われています: T
オッズ比の検定と信頼区間は、Wald法に基づいて計算されています。

　［効果の尤度比検定］における要因 T の p 値は 0.0001 未満であり有意です。T は Y の確率を説明する変数として効果があるといえます。ただし、この段階では交絡因子の存在を無視しています。なお、「治療あり」の「治療なし」に対するオッズ比は 4.636 であり、治療をする方が治療をしないのに比べて、改善ありのオッズが約 4.636 倍になります。

2-2 ● 傾向スコアの算出

■ロジスティック回帰分析と傾向スコア

傾向スコアは、補助因子（X_1〜X_4）を説明変数、治療の有無（T）を目的変数とするロジスティック回帰により得られる治療群に割り当てられる予測確率です。

【1】ロジスティック回帰分析の手順

ロジスティック回帰の実行手順は以下の通りです。

手順❶　［分析］＞［モデルのあてはめ］を選択します。

手順❷　［Y］→「T」

　　　　［追加］→「X1」「X2」「X3」「X4」

　　　　［手法］→［名義ロジスティック］と設定します。

手順❸　［実行］をクリックします。

【2】ロジスティック回帰分析の結果

次のような結果が得られます。

表 8.7　パラメータ推定値

パラメータ推定値				
項	推定値	標準誤差	カイ2乗	p値(Prob>ChiSq)
切片	-36.012878	7.1613689	25.29	<.0001*
X1	0.13286551	0.0866032	2.35	0.1250
X2[女]	0.38995303	0.2183074	3.19	0.0741
X3	0.08957009	0.0265991	11.34	0.0008*
X4	0.05758339	0.0245928	5.48	0.0192*
推定値は次の対数オッズに対するものです：あり/なし				

表 8.8　効果の尤度比検定

効果の尤度比検定				
要因	パラメータ数	自由度	尤度比カイ2乗	p値(Prob>ChiSq)
X1	1	1	2.41707393	0.1200
X2	1	1	3.3787175	0.0660
X3	1	1	13.1995256	0.0003*
X4	1	1	5.92850685	0.0149*

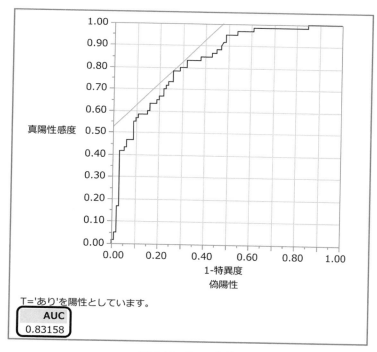

T='あり'を陽性としています。

AUC
0.83158

図 8.12　ROC 曲線

モデルのあてはめの良さを評価するために、c 統計量を算出します。c 統計量は ROC 曲線の曲線下の面積（AUC）に相当し、この指標の値が大きいほど、良いモデル式であるといえます。

この例では 0.83158 となっています。0.7〜0.8 以上ならば良好とします。

ROC 曲線を表示するには、[名義ロジスティックのあてはめ▼] レポートの [出力結果] の ▼ をクリックし、[ROC 曲線] を選択します。

[どちらの水準を陽性としますか？] というメッセージが表示されるので、「 あり 」を選択して [OK] をクリックすると、図 8.12 の結果が表示されます。

【3】傾向スコアの保存

予測確率（＝傾向スコア）をデータテーブルに書き出します。そのためには、[名義ロジスティックのあてはめ▼] レポートの [出力結果] の ▼ をクリックし、[確率の計算式の保存] を選択します。

次ページに示すように、データテーブル上に、「 線形 [あり] 」「 確率 [あり] 」「 確率 [なし] 」「 最尤▼ 」の 4 つの列が追加されます。

「 確率 [あり] 」は治療あり群に割り付けられる予測確率を示しています。この値が傾向スコアです。今後の解析を実施する上で、わかりやすくするために、「 傾向スコア 」に変数名を変更しておきます。

	id	X1	X2	X3	X4	T	Y	線形[あり]	確率[あり]	確率[なし]	最尤 T
1	1	53	女	125	298	なし	不変	-0.224940871	0.4440007062	0.5559992938	なし
2	2	46	女	116	289	なし	不変	-2.479380774	0.0773163653	0.9226836347	なし
3	3	50	男	124	292	なし	不変	-1.838513899	0.137227146	0.862772854	なし
4	4	46	女	116	292	なし	不変	-2.3066306	0.0905753043	0.9094246957	なし
5	5	48	女	119	290	なし	不変	-1.887356093	0.13154622	0.86845378	なし
6	6	51	女	117	289	なし	改善	-1.725483115	0.1511662511	0.8488337489	なし
7	7	49	男	138	296	なし	不変	-0.487064631	0.380585309	0.619414691	なし
8	8	45	男	113	293	なし	改善	-3.430529036	0.0313548605	0.9686451395	なし
9	9	49	男	121	295	なし	改善	-2.067339501	0.1123120116	0.8876879884	なし
10	10	51	男	126	302	なし	不変	-0.9506743	0.2787492351	0.7212507649	なし
11	11	49	女	122	318	なし	不変	0.1265546317	0.5315964982	0.4684035018	あり
12	12	52	女	115	287	なし	不変	-1.886924557	0.1315955273	0.8684044727	なし
13	13	46	男	112	293	なし	不変	-3.387233608	0.032696837	0.967303163	なし
14	14	50	男	121	313	なし	不変	-0.897972947	0.2894672354	0.7105327646	なし
15	15	48	男	109	307	なし	不変	-2.584045366	0.0701723188	0.9298276812	なし
16	16	46	男	119	308	なし	不変	-1.896492134	0.130506011	0.869493989	なし
17	17	51	男	122	312	なし	改善	-0.733120737	0.3245102771	0.6754897229	なし
18	18	50	女	97	294	なし	改善	-3.361833414	0.0335097939	0.9664902061	なし
19	19	49	女	117	292	なし	不変	-1.818463971	0.1396182864	0.8603817136	なし
20	20	50	女	127	295	なし	不変	-0.617147413	0.3504305054	0.6495694946	なし
21	21	51	男	126	294	なし	不変	-1.411341428	0.1960225641	0.8039774359	なし
22	22	49	女	117	303	なし	不変	-1.185046669	0.2341460053	0.7658539947	なし

図 8.13　傾向スコアの保存

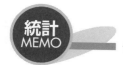

傾向スコアに用いる数値

　ロジスティック回帰分析における予測確率を傾向スコアとして用いるのが一般的ですが、傾向スコアに用いる数値は必ずロジスティック回帰分析における予測確率でなければいけないということではありません。判別分析におけるマハラノビスの距離を用いる方法もあります。

2–3 ● 傾向スコアの分析

■傾向スコアの分布

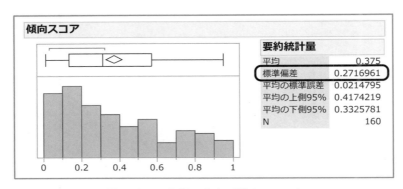

図 8.14　一変量の分布（傾向スコア）

　傾向スコアをロジット変換した値についても、分布を見ておくことにします。これは確率の計算式を保存したときに作成される列の「線形［あり］」に相当します。

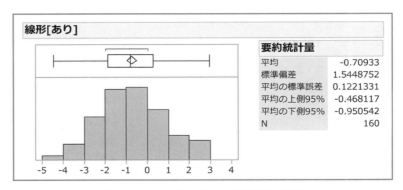

図 8.15　一変量の分布（線形［あり］）

　ロジット変換した傾向スコアは正規分布形をしていることがわかります。このことは、今後の解析において、傾向スコアそのものを用いるか、ロジット変換したものを用いるかの選択に関係します。傾向スコアの分布が正規分布から大きく逸脱しているときには、ロジット変換したものを使いますが、本例題では傾向スコアそのものを用いることにします。

■傾向スコアの群間比較

　治療あり群と治療なし群で、傾向スコアがどの程度の差があるかを見ておきます。

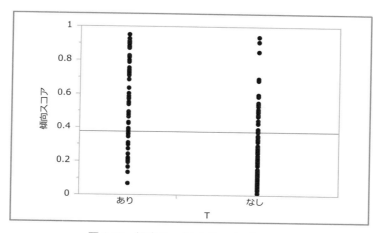

図 8.16　傾向スコアのドットプロット

※重なっていない領域のケース（患者）を今後の解析では除くという方法が提唱されていますが、本例
　題ではこのまますべてを使うことにします。

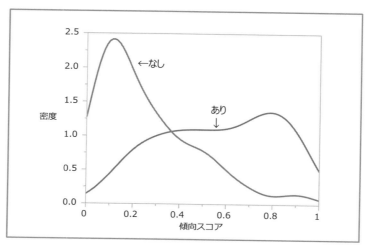

図 8.17　傾向スコアの密度曲線

各群の傾向スコアに対し、推定した密度の曲線が表示されます。治療あり群は、傾向スコアが 0.8 あたりの密度が高くなっていて、治療なし群は、0.1 あたりの密度が高くなっていることがわかります。

　このグラフはメニューの ［ 分析 ］ ＞ ［ 二変量の関係 ］ から、［ Ｙ，目的変数 ］ → 「 傾向スコア 」、［ Ｘ，説明変数 ］ → 「 Ｔ 」と指定して、［ ＯＫ ］ をクリックします。［ Ｔ による傾向スコアの一元配置分析 ］ レポートの ［ 出力結果 ］ の ▼ をクリックし、［ 密度 ］ ＞ ［ 密度の比較 ］ を選択すると、図 8.17 の結果が得られます。

■傾向スコアによる層の作成

　傾向スコアを用いた層別解析はよく行われる手法で、そのためには、あらかじめ傾向スコアにより層を作成しておく必要があります。一般的には、分位点により５つの層に分けて行いますが、データの数（患者の数）が少ないときには、２つ〜４つの層にしてみることも必要でしょう。ここでは、傾向スコアの分位点により２つの層に（すなわち中央値で２つに）分けてみます。これは傾向スコアを値の小さい順に患者数を２分の１ずつに分けるということです。

　この結果を、データテーブルに保存します。このとき、列名を「 傾向スコア層 」とし、尺度を ［ 名義尺度 ］ にしておきます（図 8.18）。

（注）JMP で分位点による層別を行うには、計算式を作成する方法が便利です。詳細は JMP のマニュアルを参照してください。

　また、傾向スコアで作成した２つの層と T（治療の有無）の関係は、図 8.19 のようになっています。

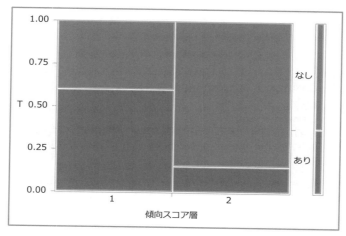

		X2	X3	X4	T	Y	線形[あり]	傾向スコア	確率[なし]	最尤 T	傾向スコア層
1	女		125	298	なし	不変	-0.224940871	0.4440007062	0.5559992938	なし	1
2	女		116	289	なし	不変	-2.479380774	0.0773163653	0.9226836347	なし	2
3	男		124	292	なし	不変	-1.838513899	0.137227146	0.862772854	なし	2
4	女		116	292	なし	不変	-2.3066306	0.0905753043	0.9094246957	なし	2
5	女		119	290	なし	不変	-1.887356093	0.13154622	0.86845378	なし	2
6	女		117	289	なし	改善	-1.725483115	0.1511662511	0.8488337489	なし	2
7	男		138	296	なし	不変	-0.487064631	0.380585309	0.619414691	なし	1
8	男		113	293	なし	改善	-3.430529036	0.0313548605	0.9686451395	なし	2
9	男		121	295	なし	改善	-2.067339501	0.1123120116	0.8876879884	なし	2
10	男		126	302	なし	不変	-0.9506743	0.2787492351	0.7212507649	なし	2
11	女		122	318	なし	不変	0.1265546317	0.5315964982	0.4684035018	あり	1
12	女		115	287	なし	不変	-1.886924557	0.1315955273	0.8684044727	なし	2
13	男		112	293	なし	不変	-3.387233608	0.032696837	0.967303163	なし	2
14	男		121	313	なし	不変	-0.897972947	0.2894672354	0.7105327646	なし	2
15	男		109	307	なし	不変	-2.584045366	0.0701723188	0.9298276812	なし	2
16	男		119	308	なし	不変	-1.896492134	0.130506011	0.869493989	なし	2
17	男		122	312	なし	改善	-0.733120737	0.3245102771	0.6754897229	なし	1
18	女		97	294	なし	改善	-3.361833414	0.0335097939	0.9664902061	なし	2
19	女		117	292	なし	不変	-1.818463971	0.1396182864	0.8603817136	なし	2
20	男		127	295	なし	不変	-0.617147413	0.3504305054	0.6495694946	なし	1
21	男		126	294	なし	不変	-1.411341428	0.1960225641	0.8039774359	なし	2
22	女		112	303	なし	不変	-1.185046669	0.2341460053	0.7658539947	なし	2

図 8.18 傾向スコアの層の保存

図 8.19 傾向スコアの層と T のモザイク図

§3 傾向スコアを用いた解析

▶ 交絡因子の効果を除去した解析

3-1 ◉ 目的変数 Y が名義変数のときの解析

■Cochran–Mantel–Haenszel（コクラン・マンテル・ヘンツェル）検定

　傾向スコアで分けた層ごとに治療の有無 T と改善の有無 Y の関係を見るための手法として、Cochran–Mantel–Haenszel 検定があります。各層は傾向スコアの値が似ている患者が集まっていることになるので、交絡因子も似た患者が集まっていることになり、交絡因子の影響が調整されていることになります。

　検定の結果は次の通りです。

表 8.9　Cochran–Mantel–Haenszel 検定

Cochran-Mantel-Haenszel検定			
層別変数: 傾向スコア層			
Cochran-Mantel-Haenszel検定	カイ2乗	自由度	p値(Prob>ChiSq)
スコアの相関	11.9485	1	0.0005*
X間でのスコア比較	11.9485	1	0.0005*
Y間でのスコア比較	11.9485	1	0.0005*
カテゴリの一般連関	11.9485	1	0.0005*

2 × 2分割表のときには、表示される4つの検定結果は等しくなります。p 値は 0.0005 であり有意です。傾向スコアの層で層別したときでも、治療ありの群となしの群とで、改善効果ありの割合に有意差があるといえます。

　ちなみに、層ごとの分割表は次の2通りです。

表 8.10　層別の分割表

傾向スコア層=1	Y		
度数	改善	不変	合計
あり	28	20	48
なし	9	23	32
合計	37	43	80

傾向スコア層=2	Y		
度数	改善	不変	合計
あり	6	6	12
なし	13	55	68
合計	19	61	80

　Cochran–Mantel–Haenszel 検定は、メニューの［分析］＞［二変量の関係］から、

　　　　［Y，目的変数］→「Y」
　　　　［X，説明変数］→「T」

を指定して、［OK］をクリックします。

　続けて、［TとYの分割表に対する分析］レポートの［出力結果］の▼をクリックし、［Cochran–Mantel–Haenszel 検定］を選択します。

　グループ変数として［傾向スコア層］を選択すると、表8.9の結果が得られます。

　さらに、［度数］をクリックすると、表8.10の結果が得られます。

■傾向スコアを含んだロジスティック回帰分析

傾向スコアと T を説明変数、Y を目的変数とするロジスティック回帰を実施すると、次のような結果が得られます。

表 8.11　傾向スコアを含んだロジスティック回帰分析

パラメータ推定値

項	推定値	標準誤差	カイ2乗	p値(Prob>ChiSq)
切片	-0.906849	0.3683489	6.06	0.0138*
T[あり]	0.62175556	0.2086284	8.88	0.0029*
傾向スコア	0.97607599	0.7631369	1.64	0.2009

推定値は次の対数オッズに対するものです：改善/不変

効果の尤度比検定

要因	パラメータ数	自由度	尤度比カイ2乗	p値(Prob>ChiSq)
T	1	1	9.08234102	0.0026*
傾向スコア	1	1	1.62428137	0.2025

オッズ比

Y：改善対不変のオッズ比に対して

Tのオッズ比

水準1	/水準2	オッズ比	p値(Prob>ChiSq)	下側95%	上側95%
なし	あり	0.2883699	0.0029*	0.1272859	0.6533105
あり	なし	3.4677679	0.0029*	1.5306657	7.8563294

次の信頼限界にはWald近似が使われています：T
オッズ比の検定と信頼区間は、Wald法に基づいて計算されています。

[効果の尤度比検定] における要因 T の p 値は 0.0026 であり有意です。T は Y の確率を説明する変数として効果があるといえます。「治療あり」の「治療なし」に対するオッズ比は 3.468 であり、治療をする方が治療をしないのに比べて、改善ありのオッズが約 3.468 倍になります。

■傾向スコアで作成した層を含んだロジスティック回帰分析

傾向スコアを含んだロジスティック回帰分析における「傾向スコア」の代わりに、2つに層別した「傾向スコアの層」を使ったロジスティック回帰も考えられます。この結果を以下に示します。

表 8.12 傾向スコアの層を含んだロジスティック回帰分析

パラメータ推定値

項	推定値	標準誤差	カイ2乗	p値(Prob>ChiSq)
切片	-0.5303922	0.1813864	8.55	0.0035*
T[あり]	0.6676332	0.1969056	11.50	0.0007*
傾向スコア層[1]	0.22072551	0.1981886	1.24	0.2654

推定値は次の対数オッズに対するものです: 改善/不変

効果の尤度比検定

要因	パラメータ数	自由度	尤度比カイ2乗	p値(Prob>ChiSq)
T	1	1	11.8999879	0.0006*
傾向スコア層	1	1	1.22729701	0.2679

オッズ比

Y: 改善対不変のオッズ比に対して

Tのオッズ比

水準1	/水準2	オッズ比	p値(Prob>ChiSq)	下側95%	上側95%
なし	あり	0.2630881	0.0007*	0.1215874	0.5692641
あり	なし	3.8010084	0.0007*	1.7566538	8.2245374

次の信頼限界にはWald近似が使われています: T 傾向スコア層
オッズ比の検定と信頼区間は、Wald法に基づいて計算されています。

［ 効果の尤度比検定 ］における要因 T の p 値は 0.0006 であり有意です。T は Y の確率を説明する変数として効果があるといえます。「治療あり」の「治療なし」に対するオッズ比は 3.801 であり、治療をする方が治療をしないのに比べて、改善ありのオッズが約 3.801 倍になります。

3–2 ◎ 目的変数 Y が数値変数のときの解析

これまで説明してきた解析の仕方は、目的変数 Y が質的変数（病状が改善したか不変か）でしたが、目的変数 Y が血小板数のように数値で示せる連続変数の場合もあります。このときの解析方法を以下に示しておきます。

（解析 1）傾向スコアの層ごとに T（治療の有無）により Y の平均に差があるかどうかの t 検定

（解析 2）傾向スコアの層と T を因子、Y を特性値とする二元配置分散分析

（解析 3）傾向スコアの層と各 X と T を説明変数、Y を目的変数とする重回帰分析

（解析 4）傾向スコアと各 X と T を説明変数、Y を目的変数とする重回帰分析

といった解析が考えられます。

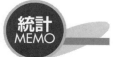

統計 MEMO　変数間の関係

この例題の変数間の関係を図で整理すると、次のようになります。

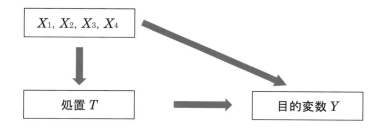

$X_1 \sim X_4$ は処置 T の選択と目的変数の双方に影響を与えています。

　ところで、$X_1 \sim X_4$ は処置の選択には影響するけれど、目的変数には直接影響しないという場合、すなわち、次のようになると、傾向スコアの意義はなくなります。

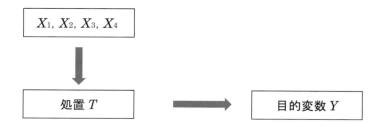

§4 マッチング
▶ 似ている人をペアにする

4-1 ◉ 傾向スコアのマッチング

■マッチングの目的

　傾向スコアのマッチングとは、治療あり群と治療なし群から傾向スコアの値が同じ、または近い人を一人ずつ選んで次々にペアを作成していくことです。具体的には、治療あり群から一人目を選び、その人の傾向スコアと値が同じ人、あるいは、似ている人を治療なし群から一人選んで、その二人をペアにするのです。こうして次々に複数のペアを作成していきます。

　この過程で、傾向スコアが似ている人が見つからない場合もあります。そのときは、その人はデータから除かれます。

　マッチングしてペアを作る目的は、治療を受けた人と治療を受けなかった人は、本来は別人ですが、二人をペアにすることで、同一人物が治療を受けた場合と受けなかった場合という架空のデータを作りあげてしまおうということです。同一人物の比較となれば、対応のあるデータの解析を適用できるので、交絡因子の影響を除去した解析を行うことができます。

■マッチングの方法

　マッチングの方法はいろいろ提案されていますが、よく使われるのは「最近傍法」による1対1のマッチングです。最近傍法というのは、治療を受けた一人の人をAとすると、治療を受けなかった人の中からAと傾向スコアの値が最も近い人を選んでペアにするという方法です。

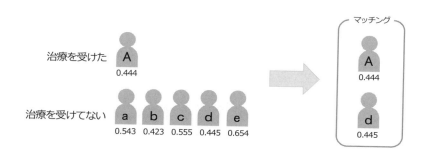

　このとき、値の近い人が二人以上いるということがありえます。そのときに、ランダムに一人を選んでペアにするというのが1対1マッチングですが、候補となる人は全部使うという方法もあります。この例題では1対1マッチングを使うことにします。

　さて、傾向スコアの値が完全に同じ人が見つかればいいのですが、実際には全く同じ値になる人がいない場合も多いので、そのときには「近い」人をペアにします。どの程度を「近い」とするかの基準をCaliper（あるいはCaliper係数）と呼んでいます。よく使われるCaliperの値は

・傾向スコアの標準偏差を0.25倍した値以内
・0.05または0.1以内

というものです。

■マッチングの特徴

マッチングした結果は下記のようになりました。

表 8.13　マッチングしたデータ表

ペア番号	治療なし		治療あり	
	ID	傾向スコア	ID	傾向スコア
1	83	0.0677	123	0.0687
2	3	0.1372	131	0.1361
3	93	0.1555	109	0.1672
4	91	0.1936	125	0.1947
5	21	0.1960	134	0.1953
6	89	0.2030	106	0.2030
7	88	0.2125	156	0.2106
8	73	0.2136	154	0.2193
9	92	0.2498	133	0.2418
10	67	0.2745	130	0.2732
11	61	0.2929	136	0.2969
12	43	0.3169	155	0.3084
13	60	0.3453	105	0.3446
14	96	0.3516	117	0.3586
15	20	0.3504	108	0.3603
16	34	0.3742	111	0.3641
17	35	0.3762	148	0.3767
18	7	0.3806	139	0.3878
19	69	0.3911	145	0.3939
20	38	0.4257	146	0.4255
21	41	0.4282	141	0.4318
22	30	0.4704	103	0.4654
23	23	0.4789	140	0.4790
24	27	0.4946	150	0.4918
25	11	0.5316	126	0.5386
26	56	0.5418	128	0.5470
27	48	0.5509	107	0.5520
28	87	0.5884	127	0.5871
29	42	0.5980	119	0.6033
30	40	0.5959	149	0.6359
31	100	0.6830	147	0.6860
32	49	0.6878	153	0.7098
33	59	0.6938	116	0.7167

■マッチング後の確認

　マッチングした結果、交絡因子について、治療あり群と治療なし群の差が小さくなっていることを確認する必要があります。傾向スコアが似ているもの同士でペアを組んでいるとはいえ、すべての因子について差が小さくなっているという保証はないからです。

　以下に確認した結果をマッチング前と対比させて示します。数量データとなる因子はドットプロットと密度比較グラフ、質的データとなる因子はモザイク図を使っています。

① T と X_1 の関係

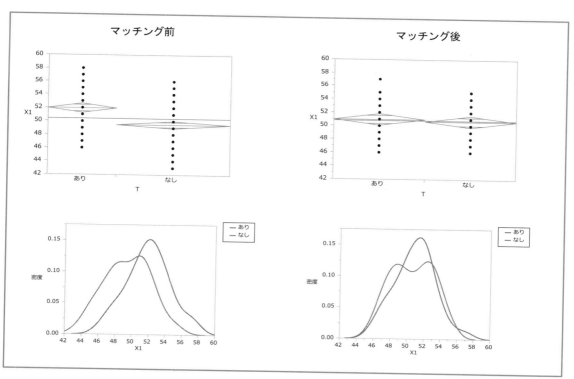

図 8.20　マッチング前とマッチング後の比較（T と X_1 の関係）

② T と X_2 の関係

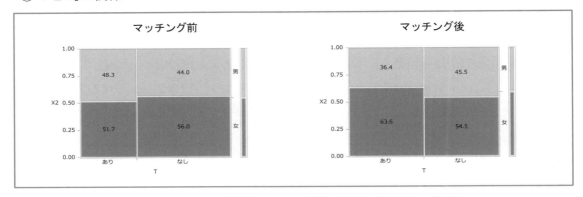

図 8.21　マッチング前とマッチング後の比較（T と X_2 の関係）

③ T と X_3 の関係

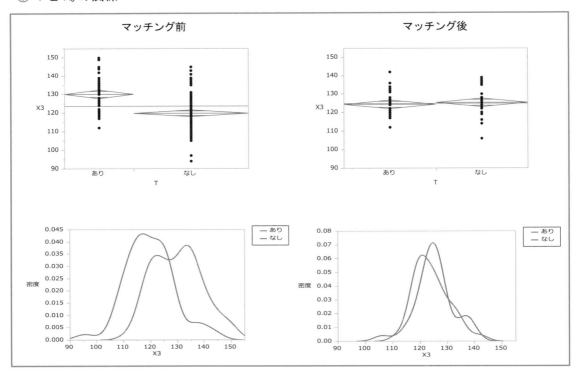

図 8.22　マッチング前とマッチング後の比較（T と X_3 の関係）

④ T と X_4 の関係

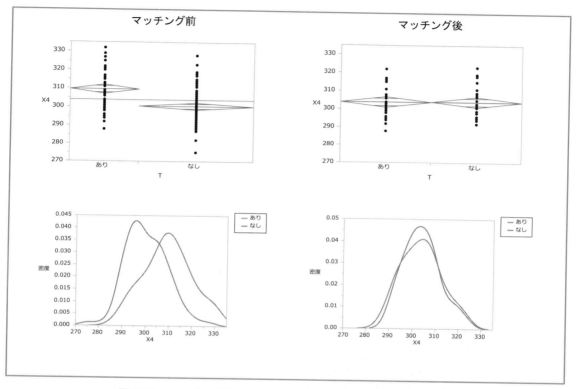

図 8.23　マッチング前とマッチング後の比較（T と X_4 の関係）

　X_1, X_3, X_4 については、マッチング後は治療あり群となし群の差が小さくなっていることがわかります。

　X_2 については、もともとマッチング前から2つの群で差があまり見られませんでした。

4-2 ● マッチング後の解析

■解析方法

マッチング後は対応のあるデータの解析を行うことになります。最終的な目的変数 Y が本例題のように質的変数であるならば、T と Y の関係は McNemar 検定を用いて解析します。もしも、Y が数値変数のときには、対応のある t 検定または Wilcoxon の符号付順位検定で解析します。

■解析結果

T と Y の関係を McNemar 検定した結果を以下に示します。

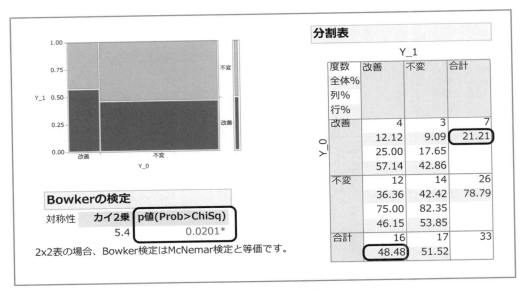

図 8.24　McNemar 検定

McNemar 検定（Bowker 検定）の p 値は 0.0201 で有意です。分割表を参照すると、マッチングされた 33 組のペアに対し、治療なしで改善した割合は 21.21%、治療ありで改善した割合は 48.48% です。

対応のあるデータを解析するときには、データは以下のように入力します。

	PAIR	ID_0	Y_0	ID_1	Y_1
1	1	83	不変	123	不変
2	2	3	不変	131	改善
3	3	93	改善	109	不変
4	4	91	不変	125	改善
5	5	21	不変	134	改善
6	6	89	不変	106	不変
7	7	88	不変	156	不変
8	8	73	不変	154	改善
9	9	92	不変	133	不変
10	10	67	改善	130	改善
11	11	61	不変	136	不変
12	12	43	不変	155	改善
13	13	60	改善	105	改善
14	14	96	不変	117	不変
15	15	20	不変	108	不変
16	16	34	改善	111	不変
17	17	35	不変	148	改善
18	18	7	不変	139	不変
19	19	69	不変	145	改善
20	20	38	改善	146	改善
21	21	41	改善	141	改善

図 8.25　対応のあるデータの入力方法

McNemar 検定は、メニューの［分析］＞［二変量の関係］から、

　　　　　［Y, 目的変数］→「Y_1」

　　　　　［X, 説明変数］→「Y_0」

を指定して、［OK］をクリックします。

　続いて、［Y_0 と Y_1 の分割表に対する分析］レポートの［出力結果］の▼をクリックし、［一致性の統計量］を選択すると、図 8.24 の結果が得られます。

■重み付けによる解析方法

　この例題では、もともと治療なし群には100例、治療あり群には60例のデータがあったのが、マッチングにより36例に減ってしまいました。これは2群間で傾向スコアが重なり合う部分しか解析に使用しないからです。このように本来は合計160例あるデータでも、使われるのは最大で60例（すべてがマッチングされた場合）です。マッチング相手が見つからずに使われないデータが多くなるほど、情報の損失と、母集団を代表している標本データであるとは言い難いという問題が出てきます。

　そこで、すべてのデータを活用するために、傾向スコアによる重み付けを行った解析をするという方法が提案されています。その一つが傾向スコアの逆数による重み付けで、IPW（Inverse Probability Weighting）と呼ばれる方法があります。こうした方法もさらなる解析に使ってみるとよいでしょう。

■マッチングのためのアドインソフト

　マッチングをExcelなどの表計算ソフトを使って試行錯誤しながら行うのは、データの数が少ないときには可能ですが、データの数が多くなると作業に多くの労力が使われてしまいます。JMPには最近傍マッチングによる1対1のマッチングを行うサンプルアドインが提供されていますので、それを活用することをおすすめします。

　アドインソフト（拡張子jmpaddin）は、以下の場所からダウンロードすることができます。

　　http://www.jmp.com/content/dam/jmp/documents/jp/support/propensityaddin.zip

付録：グラフ機能

JMP で作成できるグラフの一部を紹介します。

■データ表

次のデータはある製品の重量を測定したもので、A 群とは、固形剤 A を使って測定したものであり、B 群とは固形剤 B を使ったものである。A と B の比較が目的です。

A群									
20	31	36	39	41	43	45	48	50	55
21	32	36	40	41	43	45	49	51	56
22	32	37	40	42	43	45	49	51	57
23	33	37	40	42	44	46	50	52	58
26	33	38	40	42	44	46	50	52	59
27	34	38	40	42	44	46	50	53	60
28	34	38	40	42	44	47	50	53	61
29	35	38	41	43	44	47	50	54	62
30	35	39	41	43	45	47	50	54	63
31	36	39	41	43	45	48	50	55	66
								$n=$	100

B群									
20	23	26	28	29	31	32	36	44	51
20	23	26	28	30	31	32	37	44	52
20	23	26	28	30	31	32	38	44	53
20	23	26	28	30	31	32	38	45	54
20	24	26	28	30	31	33	39	46	58
21	24	27	29	30	31	33	39	47	59
22	24	27	29	30	31	33	39	48	59
22	24	27	29	30	31	33	41	48	63
22	26	27	29	31	32	34	42	48	64
23	26	27	29	31	32	36	43	49	66
								$n=$	100

■データの入力

1. 『一変量の分布』におけるグラフ

■ヒストグラムと箱ひげ図による比較

メニューから［分析］＞［一変量の分布］を選択します。

［Y, 列］に「重量」、［By］に「群」を設定します。

「一変量の分布　群＝A」の赤い三角ボタンをクリックして、「積重ね表示」を選ぶと、次のような層別ヒストグラムが表示されます。Aは正規分布型をしていることがわかります。一方、Bは右に裾を引いた分布をしていることがわかります。また、箱ひげ図を見ると、Bのほうに大きな値の外れ値が存在していることも見て取れます。

分位点が示されていますが、原データ（生データ）を「最大値」、「最小値」、「四分位点（75%）」、「四分位点（25%）」、「中央値」の5つの統計量で示すことを五数要約と呼んでいます。五数要約を図示しまものが箱ひげ図です。

ヒストグラムや箱ひげ図によるグラフ化はデータの数が少ないときには、有効なグラフとは言えません、そのようなときには個々の点をプロットする**ドットプロット**や、**幹葉図**などが推奨されます。

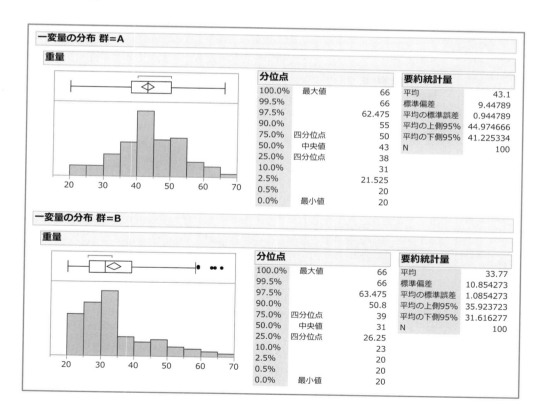

■正規確率プロット

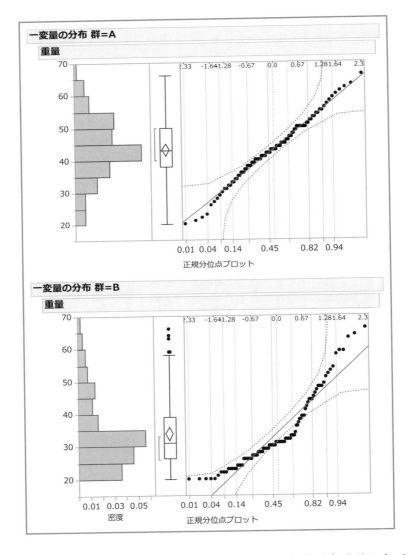

　赤い三角ボタンをクリックして、「正規分位点プロット」を表示させることで、正規分布かどうかを確認することができます。

A群はほぼ直線状に散らばっており、正規分布とみなすことができますが、B群の場合は、直線状ではないので、正規分布とはみなせないことがわかります。なお、「連続分布のあてはめ」で「正規」を選ぶと、正規分布かどうかの検定を行うことができます。このための検定には、Shapiro-Wilk 検定が使われます。ただし、サンプルサイズ n が 2000 を超えたときには、Kolmogorov-Smirnov 検定が使われます。

（A群のデータに関する Shapiro-Wilk 検定の結果）

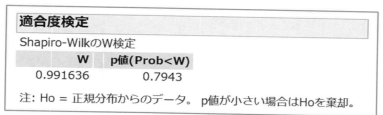

（B群のデータに関する Shapiro-Wilk 検定の結果）

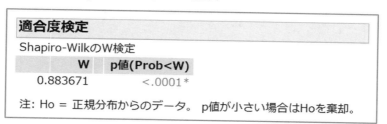

B群の場合、p 値が 0.05 より小さくなっており、正規分布とはみなせないという結果が得られています。

2. 『二変量の関係』におけるグラフ

■ドットプロットによる比較

メニューから［ 分析 ］＞［ 二変量の関係 ］を選択します。

［ Y, 目的変数 ］に「重量」、［ X, 説明変数 ］に「群」を設定します。

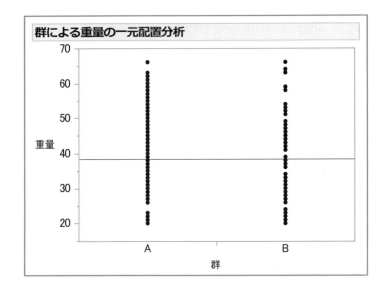

ドットプロットを見ると、違いがよくわかりません。あくまでも、この例の場合は有効でないということであって、ドットプロットが有効なことも多々あります。さて、このような場合は赤い三角ボタンをクリックして、［ 分位点 ］をクリックすると、表示されているドットプロットの上に、箱ひげ図を表示させることができます。

箱ひげ図から、A 群と B 群の中心位置（中央値）に違いがあること、B 群のほうには、値の大きいほうに外れ値が存在することがわかります。

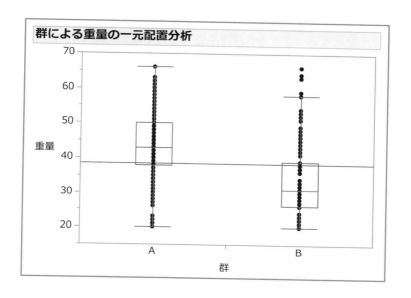

さらに、[正規分位点プロット] をクリックすることで、正規確率プロットも表示させることができます。

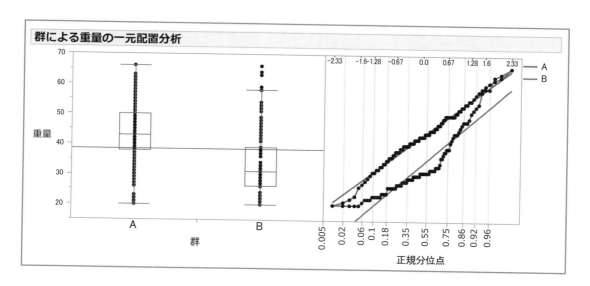

また、［密度］－［密度の比較］をクリックすると、次のようなグラフを表示させることができます。

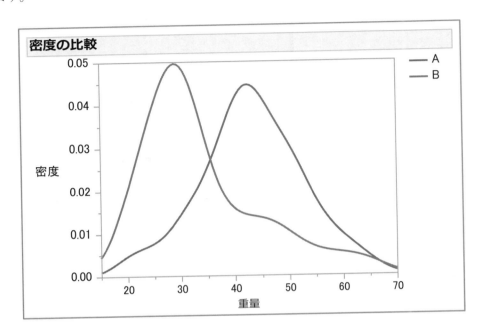

3. 『グラフビルダー』におけるグラフ

JMP では「グラフビルダー」を使って、さまざまなグラフを作成することができます。メニューから［グラフ］＞［グラフビルダー］を選択します。

グラフが何も表示されていない画面が現れますので、変数を横軸、縦軸に配置して、グラフを作成していきます。

■ドットプロットによる比較

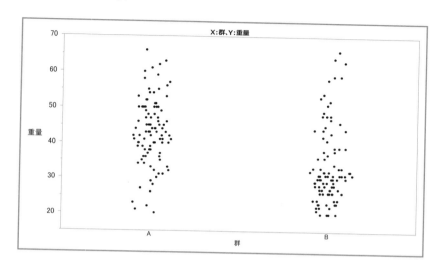

■バイオリンプロットによる比較

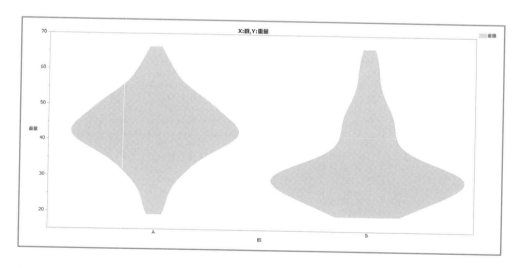

A群は中心付近のデータが多く、B群は小さい値が多く存在していることがわかります。

また、「一変量の分布」や「二変量の関係」で見てきたようなヒストグラムによる比較や箱ひげ図による比較も行うことができます。

■ヒストグラムによる比較

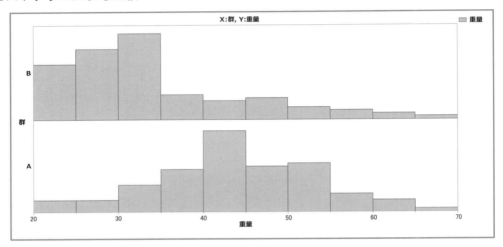

■箱ひげ図による比較

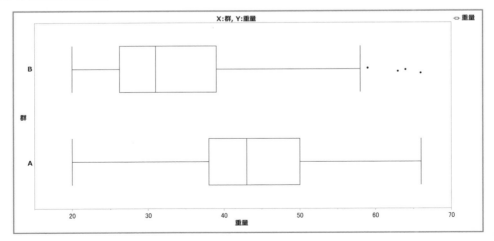

● 参考文献 ●

［1］ 野村・松倉『臨床医による臨床医のための本当はやさしい臨床統計〜一流論文に使われる統計手法はこれだ！』中山書店（2005）

［2］ Kenneth J. Rothman 著／矢野・橋本 訳『ロスマンの疫学〜科学的思考への誘い』篠原出版新社（2004）

［3］ 五十嵐・佐條『「医療統計」わかりません!!』東京図書（2010）

［4］ 石野・秋田『「医学統計英語」わかりません!!』東京図書（2011）

［5］ Mitchell H.Katz 著／木原・木原 監訳『医学的研究のための多変量解析』メディカルサイエンスインターナショナル（2008）

［6］ 吉村・大森・寒水『医学・薬学・健康の統計学〜理論の実用に向けて』サイエンティスト社（2009）

［7］ 大橋・浜田『生存時間解析』東京大学出版会（1995）

［8］ P.Armitage, G.Berry 著／椿美智子・椿広計 訳『医学研究のための統計的方法』サイエンティスト社（2001）

［9］ 北畠・磯貝・福井『医療技術系のための統計学』日科技連出版社（1992）

［10］ 内田・平野『JMP によるデータ分析（第3版）〜統計の基礎から多変量解析まで』東京図書（2020）

［11］ 内田・石野・平野『JMP による医療系データ分析（第2版）〜統計の基礎から実験計画・アンケート調査まで』東京図書（2018）

［12］ Peter Goos, David Meintrup "Statistics with JMP: Hypothesis Tests, ANOVA and Regression" Wiley（2016）

［13］ Peter Goos, David Meintrup "Statistics with JMP: Graphs, Descriptive Statistics and Probability" Wiley（2015）

［14］ Robert Carver "Practical Data Analysis With JMP" Sas Inst; New. 版（2010）

［15］ James H. Bray, Scott E. Maxwell "Multivariate Analysis of Variance（Quantitative Applications in the Social Sciences）" Sage Publications（1986）

[16] Carl J. Huberty, Stephen Olejnik "Applied MANOVA and Discriminant Analysis (Wiley Series in Probability and Statistics), 2nd" Wiley-Interscience (2006)

[17] Guo "Propensity Score Analysis (Advanced Quantitative Techniques in the Social Sciences), 2nd" SAGE Publications (2014)

[18] WeiPan, HaiyanBai "Propensity Score Analysis: Fundamentals and Developments" Guilford Press (2015)

[19] Shenyang Y. Guo, Mark W. Fraser "Propensity Score Analysis: Statistical Methods and Applications (Advanced Quantitative Techniques in the Social Sciences)" SAGE Publications (2009)

索 引

操作に関する索引

著者紹介

内田　治（うちだおさむ）

東京情報大学総合情報学部環境情報学科　准教授

・著　書　『数量化理論とテキストマイニング』日科技連出版社　　　　　　（2010）
　　　　　『ビジュアル 品質管理の基本（第5版）』日本経済新聞社　　　　（2016）
　　　　　『SPSS によるロジスティック回帰分析（第2版）」オーム社　　　（2016）
　　　　　『すぐに使える EXCEL による品質管理』東京図書　　　　　　　（2011）
　　　　　『すぐわかる SPSS によるアンケートの多変量解析（第3版）』東京図書　（2011）
　　　　　『すぐわかる SPSS によるアンケートの調査・集計・解析（第6版）』東京図書
　　　　　　　　　　　　　　　　　　　　　　　　　　　　　　　　　　（2019）
　　　　　『JMP によるデータ分析（第3版)』（共著）東京図書　　　　　（2020）
　　　　　『JMP による医療系データ分析（第2版)』（共著）東京図書　　（2018）
　　　　　　　　　　　　　　　　　　　　　　　　　　　　　　　　　その他
・訳　書　『官能評価データの分散分析』（共訳）東京図書　　　　　　　　（2010）

石野祐三子（いしのゆみこ）

日産自動車健康保険組合栃木地区診療所院長、医学博士
総合内科専門医、日本消化器病学会消化器病専門医、日本消化器内視鏡学会指導医、
日本肝臓学会肝臓専門医、日本医師会認定産業医

・著　書　『治療薬 Up-to-Date 2009　ポケット版』（分担執筆）
　　　　　　　　メディカルレビュー社　　　　　　　　　　　　　　　　（2009）
　　　　　『治療薬イラストレイテッド（第2版）一目でわかる薬理作用と疾患別処方例』
　　　　　　　　（分担執筆）羊土社　　　　　　　　　　　　　　　　　（2009）
　　　　　『タイトルから読みトレ！最速医学英語論文読解パワーアップ術』（共著）
　　　　　　　　中外医学社　　　　　　　　　　　　　　　　　　　　　（2013）
　　　　　『「医学英語論文」わかりません!!』（共著）東京図書　　　　　（2010）
　　　　　『「医学統計英語」わかりません!!』（共著）東京図書　　　　　（2011）
　　　　　『JMP による医療系データ分析（第2版)』（共著）東京図書　　（2018）

平野綾子（ひらのあやこ）

スタッツギルド株式会社データ解析コンサルタント
株式会社テックデザイン嘱託研究員

・著　書　『改善に役立つ Excel による QC 手法の実践』（共著）日科技連出版社　（2012）
　　　　　『官能評価の統計解析』（共著）日科技連出版社　　　　　　　（2012）
　　　　　『JMP によるデータ分析（第3版）』（共著）東京図書　　　　（2020）
　　　　　『JMP による医療系データ分析（第2版)』（共著）東京図書　　（2018）

JMP による医療・医薬系データ分析　第 2 版
―分散分析・反復測定・傾向スコアを中心に―

2017 年 9 月 25 日　第 1 版第 1 刷発行
2021 年 11 月 25 日　第 2 版第 1 刷発行

著　者　内　田　　　治

石　野　祐三子

平　野　綾　子

発行所　東京図書株式会社

〒 102-0072　東京都千代田区飯田橋 3-11-19
振替 00140-4-13803　電話 03（3288）9461
URL http://www.tokyo-tosho.co.jp/

ISBN978-4-489-02373-6